TRAITÉ

DE

LA PHTHISIE

PULMONAIRE.

Par M. BUCHOZ, Médecin ordinaire
du feu Roi de Pologne, Membre du
Collège Royal des Médecins de Nancy,
& de plusieurs Académies.

A PARIS,

Chez HUMBLOT, Libraire, rue
Saint-Jacques, près Saint-Ives.

___

M DCC LXIX.

Avec Approbation & Privilége du Roi.

PRÉFACE.

L'Empreſſement que le Public a eu de ſe procurer nos Lettres ſur la Pulmonie, & l'applaudiſſement qu'il a bien voulu donner à la nouvelle méthode que nous y avons indiquée, a été pour nous un motif pour mettre au jour ce petit Ouvrage. Nous donnons, dans ce Traité, la deſcription ſymptômatique de la Phthiſie ; nous en développons les cauſes tant prochaines qu'éloignées; nous en rapportons les prognoſtiques, & nous terminons cet eſſai par la cure : nous rapportons pluſieurs Obſervations & Conſultations de M. Marquet, ſur une méthode qui lui étoit propre, & qui a toujours été ſuivie d'un ſuccès conſtant pour la guériſon de cette maladie : nous y avons joint pareille-

ment quelques-unes de nos Observations , & nous y détaillons tout au
long la méthode dont il a été question
dans nos Lettres.

TRAITÉ

TRAITÉ

DE

LA PHTHISIE

PULMONAIRE.

LA Phthisie est une maladie chronique des poumons, accompagnée d'une fievre len-te qui redouble le soir & après le repas, d'une sueur nocturne, principalement à la poitrine, d'une légère difficulté de respirer, d'une toux qui augmente le soir & le matin vers la pointe du jour, & dans laquelle on rend des crachats, d'abord sanguinolens, & ensuite purulens. Cette maladie est toujours suivie d'un amaigrissement ou d'une consomption totale de tout le corps.

La cause premiere & immédiate de la Phthisie, est un ulcere, ou amas de tubercules ulcerés dans les poumons. Tout ulcere est occasionné

Définition de la maladie.

Causes.

A

par la solution de continuité des vaisseaux ; cette solution ne peut se faire, que tous les vaisseaux qui aboutissent à cette partie, sur-tout les artérioles, ne se trouvent forcés, contre l'ordinaire, à de nouvelles oscillations ; mais ces oscillations entraînent nécessairement un mélange de petits fragmens des vaisseaux coupés ou lacerés avec le sang qui croupit dans les conduits ; du mélange intime de ces deux substances, il s'en forme une troisieme, connue vulgairement sous le nom de *Pus* ; elle est des plus pernicieuses à l'économie animale. Quand l'hemophthisie se change donc en Phthisie, le crachement, au-lieu d'être sanguinolent, devient purulent : non que le sang extravasé se putréfie dans la substance des poumons, comme on le croit ordinairement, mais plutôt parce que le sang croupissant & contenu dans la cavité des petits vaisseaux de ce viscere, s'y trouve atténué & divisé par le moyen d'un mouvement oscillatoire & contre nature, & s'unit intimément avec les corpuscules, ou petits fragmens, aussi divisés de parties lacerées ; l'expérience nous démontre invinciblement cette vérité; & en effet, pour que le sang se change en pus, ne faut-il pas qu'il croupisse dans les cavités des vaisseaux, & qu'il se trouve comme assujetti aux battemens répétés de leurs oscillations, ensorte que les parties extérieures & lacérées ne fassent, pour ainsi dire, qu'un seul & même corps avec le sang ? Tout ce qui sera donc capable de troubler, dans la substance des poumons, la circulation du sang, & d'y causer une solution de continuité dans ses vaisseaux, & par là un ulcere, peut être regardé comme une cause éloignée de la phthisie. Parmi les différentes causes éloignées qui constituent cette maladie, la premiere, sans contredit, est le défaut de conformation de la poitrine. Ceux qui ont la poitrine resserrée & étroite, le cou long & les épaules élevées, sont immanquablement sujets à la Pulmonie, sur-tout s'il se trouve chez eux une disposition héréditaire, & une grande molesse dans la substance de leurs poumons. Dans ces sortes de personnes les poumons ne peuvent, à cause de l'étranglement de la poitrine, se dilater suffisamment pour pouvoir admettre toute la quantité de sang qui y est apporté à chaque contraction du cœur ; de-là, des embarras dans ce viscere, des anfractuosités, & par conséquent, la rupture de ses vaisseaux, & enfin l'exulcération. On a toujours observé que ceux qui avoient la poitrine resserrée, devenoient Hemophthisiques, pour peu qu'ils se dérangent dans leur régime de vie.

La seconde cause éloignée de la Phthisie, est la grande quantité de sang, qu'on nomme *Pléthore*. Aussi voyons-nous souvent des femmes attaquées de cette maladie à la suite des suppressions menstruelles ; des hommes, après la cessation des hémorrhoïdes ; & des jeunes gens à qui on a arrêté trop vîte les hémor-

rhagies du nez. La raiſon en eſt toute évi-
dente ; les évacuations ordinaires du ſang
étant ſupprimées, il faut qu'il regorge dans
les vaiſſeaux des poumons ; mais il ne peut
y regorger qu'il ne les dilate extraordinaire-
ment, &, par conſéquent, qu'il n'y occa-
ſionne une rupture. De-là, l'hémophthiſie,
& bientôt après la phthiſie. Par la même raiſon, ceux-là ſeront auſſi ſujets à l'exulcération des poumons, qui arrêteront par des remedes aſtringens les ſueurs qui leur ſont ordinaires, qui ſe feront rentrer, ſans aucune
précaution, par des topiques dangereux, les
maladies extérieures de la peau, ou qui cher-
cheront à conſolider imprudemment des ulceres invétérés. Rien n'eſt auſſi ſi commun,
que de voir devenir phthiſiques ceux qui
reſpirent des miaſmes corroſifs dans les mi-
nes, les laboratoires de Chymie, & autres
lieux où on diſtille des eſprits âcres & où
on remue des poudres corroſives ; ces ſortes
d'exhalaiſons ſont ſi dangereuſes, qu'elles dé-
chirent la ſubſtance tendre des poumons, &
y occaſionnent des ulceres ; on ne doit pour
lors employer trop de précautions pour ga-
rantir les bronches pulmonaires de ces exhalaiſons cauſtiques.

Différence
& diviſion de
la maladie.

La Phthiſie eſt ou originaire & idiopathi-
que, lorſqu'elle eſt héréditaire ou qu'elle provient de quelques vices des poumons ou de
la poitrine ; ou ſecondaire & ſymptomatique,
lorſqu'elle doit ſon origine à quelques mala-

dies antérieures, à des blessures, à une chute, ou à quelques autres causes accidentelles.

La Phthisie est encore ou commençante & dans son premier degré, lorsqu'elle est pour ainsi dire, dans le berceau, & qu'elle n'est accompagnée que de légers symptômes; ou elle est dans son second degré, ce qu'on nomme *Phthisie confirmée*, lorsque les signes de l'exulcération des poumons sont manifestes & évidens; ou enfin elle est invétérée & dans son troisieme degré, ce qu'on reconnoît par la violence des symptômes & par la longueur de la maladie, qui a rendu le malade dans un état à en faire désespérer.

Cette maladie enlève aussi, tantôt en peu de tems le malade, comme il arrive aux jeunes gens, tantôt elle ne devient dangereuse, qu'après un grand laps de temps, ainsi qu'on le remarque souvent dans les vieillards. On peut dire encore de la Phthisie, qu'elle est ou endémique, c'est-à-dire propre aux habitans d'un pays; elle est très-commune en Portugal & en Angleterre, ou contagieuse dans les sujets disposés, elle se communique à un mari, à une épouse, aux personnes qui visitent le malade, ou qui sont à son service.

On distingue la Phthisie de la Vomique, en ce que la Vomique est un abscès caché dans la substance des poumons, tandis que la Phthisie est un ulcere sordide, qui ronge insensiblement & dévore ce viscere; aussi crache-t-on le pus dans la Phthisie, au-lieu que dans la

Vomique, il reste dans la cavité du poumon, & y est renfermé dans une espece de vessie.

La Phthisie commençante est susceptible de guerison. Une diette convenable, un usage prudent des médicamens bien appropriés, sont très-bien dans ce cas : La Phthisie confirmée ne peut presque pas se guerir, & l'invétérée est mortelle. Aussi Hypocrate dit : « que du » crachement de sang, s'ensuit le crachement » de pus ; du crachement de pus, l'hétisie ; & » de l'hétisie, la mort ».

Lorsque le pus des Phthisiques sent mauvais, & qu'il se supprime totalement, ou enfin, lorsque le flux survient aux malades, on peut dire que la mort n'est pas loin, ainsi que le démontre l'expérience ; la douleur & l'exulcération de la bouche & du gosier, l'enflure des jambes, la chute des cheveux, annoncent aussi une fin prochaine.

Quoique toute Phthisie soit mortelle par elle-même, si on en excepte la Phthisie commençante ; l'accidentelle cependant, pourvu qu'elle ne soit pas ancienne, peut plus facilement se guerir que l'héréditaire, ou que celle qui provient d'un défaut de conformation dans la poitrine : car les vices corporels qui nous sont transmis par nos parens, ou qui nous viennent du défaut de conformation, ne peuvent se guerir par les remedes.

Quant à la cure de cette maladie, elle est presque impossible, quand elle est fortement enracinée. Comme on peut cepen-

dant guérir la Phthisie commençante , &
qu'on peut même encore plus facilement
l'éviter , nous allons rapporter ici la cure
prophilectique de cette maladie , & de-là
nous passerons à sa cure palliative.

Quand quelqu'un paroît attaqué d'une
Phthisie commençante , ou qu'il en est me-
nacé par une disposition héréditaire , ou par
quelque accident , l'indication pour le Médecin est d'empêcher une trop grande affluen-
ce d'humeurs dans les poumons déja foibles
& affectés. Pour satisfaire à cette indication ,
il prescrira des remedes révulsifs , & capables
d'intercepter le cours trop abondant des humeurs vers la poitrine ; les saignées du pied ,
les frontaux , les setons , les scarifications ,
les lave-pieds , les demi-bains , feront très-
bien dans ces cas ; ils détourneront les humeurs de la poitrine , les détermineront vers
les parties inférieures , & en diminueront la
quantité. On emploiera aussi très-sagement ,
les remédes tempérans & propres à calmer l'effervescence des humeurs , tels que sont les
raffraîchissans & les humectans. C'est pour
cette raison que le laitage & les alimens
farineux , conviennent pour cette maladie :
ils sont même de grands préservatifs contre la
Pulmonie. Nous placerons encore dans la
même classe tous les remédes capables de tem-
pérer le sang , de rendre la lymphe balsamique , & de corriger l'acrimonie des hu-

meurs, tels que font les abforbans, les in-
craffans & les bains ; quoique cependant ces
remédes foient d'un grand fecours dans la
Phthifie commençante & menaçante, rien ne
l'emporte cependant fur une diete convenable, fur l'équiration, & principalement fur
le changement d'air ; & lorfqu'on néglige ces
moyens, fouvent emploie-t-on des remédes
envain. On a obfervé que l'air épais conve-
noit mieux aux Phthifiques que l'air vif, &
qu'ils fe portoient infiniment mieux dans des
endroits marécageux, fur les bords des ri-
vieres, & dans les grandes villes, d'où il
s'éleve continuellement une quantité de vapeurs, que fur des hauteurs ; auffi confeille-
t-on fouvent aux malades attaqués de la con-
fomption, de voyager fur mer ; le mouvement du vaiffeau, joint aux vapeurs qui s'élé-
vent de la mer, peut fouvent réuffir dans
cette maladie. Il doit paroître inceffamment
un Ouvrage, traduit de l'Anglois, qui en
raconte les bons effets ; mais ce reméde, tout
bon qu'il eft, n'eft pas à la portée d'un chacun, fur-tout dans les Provinces éloignées
de la mer.

Quand la Phthifie eft toute formée, &
qu'elle eft dans fon fecond degré, l'indication
qu'il y a à remplir, eft de déterger & de
confolider l'ulcere ; mais comme on n'a prefque aucun moyen pour y parvenir, ainfi
que je le ferai voir plus bas, il fuffit pour
lors à un Médecin d'établir une cure pallia-

tive, c'eſt-à-dire, de diminuer les ſymptômes, ou du moins de les rendre plus ſup-
portables, en provoquant les crachats, en
mitigeant la toux, en combattant la fievre,
& en reſtaurant les chairs conſommées. Le
lait, avec toutes ſes différentes préparations,
eſt pour lors très-bien indiqué : il devient
non-ſeulement un reméde incraſſant & abſter-
ſif, mais auſſi un aliment doux, tempérant
& reſtaurant, ſur-tout ſi on rend ſon uſage
plus efficace par quelques abſorbans & quelques légers fébrifuges, comme le bois de
quaſſie ; quant aux nouveaux ſymptômes qui
paroiſſent ſur la fin de la Phthiſie, tels que
la diarrhée, la dyſenterie, l'ulcération de la
gorge, l'enflure des jambes, la ſuppreſſion
des crachats, &c. Quoique dans ces extré-
mités on ne doive pas beaucoup attendre de
l'art, cependant un Médecin tâchera de ſé-
courir le malade, ſi ce n'eſt pas par des médicamens, du moins par des conſeils prudens ;
il fera de ſon mieux pour adoucir la violence de ces ſymptômes, en employant même les remédes qui conviennent à chaque
maladie particuliere.

Quelqu'un demandera peut-être ici pourquoi l'ulcere des poumons ne peut ſe guérir,
tandis qu'on guérit tous les ulceres du corps ?
La raiſon en eſt toute viſible : l'air entre continuellement dans les poumons, & il n'y
peut entrer ſans empêcher l'ulcere de ſe
conſolider. Le moins verſé dans la Chirur-

gie, n'ignore pas que l'impreſſion de l'air eſt pernicieuſe à tout ulcere, plaie & bleſſure, & qu'on ne peut parvenir à les conſolider, qu'en leur ôtant toute communication avec l'air extérieur. Il faut encore, pour conſolider une plaie ou un ulcere, que la partie affeⱶée ſoit en repos, ou du moins qu'elle n'aie qu'un mouvement fort léger. Par quel moyen pourroit-on donc conſolider les ulceres des poumons, puiſque les poumons ſont continuellement & néceſſairement en mouvement ?

Remedes uſités dans la Phthiſie.

Quand on voudra purger un Phthiſique, on preſcrira une demi-poignée de raiſins de Corinthe, auxquels on aura ôté les pepins, une demi-once de tamarin gras, un demi-gros de rhubarbe concaſſé ; on fera cuire le tout dans ſix onces de bouillon de poulet, pendant une demi-heure : on ajoutera à trois onces de cette colature, deux onces de manne, pour une potion purgative à prendre le matin.

Un bon bouillon à prendre tous les jours dans la Phthiſie commençante, eſt celui-ci :

Prenez un mou de veau, coupez-en par morceaux une livre, cuiſez-le, & l'écumez pendant deux heures dans une ſuffiſante quantité d'eau de fontaine ; ajoutez enſuite une once de racine de pas d'âne, quinze paires de jujubes, dix paires de ſebeſtes, cuiſez le tout pendant une heure, ſur la fin de la coⱶion ajoutez des feuilles de pas d'âne, de pulmonaire , de chacune une demi-poignée ; des fleurs de pied-de-chat , une pincée ; paffez enfuite & exprimez , pour un bouillon à prendre dans la Phthifie commençante : ou prenez un poulet, dont vous remplirez le ventre d'orge mondé & de riz , des quatre femences froides , & des amandes douces , de chacune parties égales ; cuifez le tout pendant deux heures dans une fuffifante quantité d'eau de fontaine ; fur la fin de la coction, ajoutez des feuilles de bourrache , de pas d'âne , de pulmonaire , de chacune une poignée ; paffez & exprimez pour un bouillon.

On peut auffi ordonner dans la Phthifie commençante, le reméde fuivant.

Prenez conferve de grande confoude & de rofes, de chacune une demi-once ; du corail rouge préparé , & des yeux d'écreviffe , de chacun un gros & demi ; de l'anti-héthique de poterius, un gros ; du fyrop de pas d'âne , fuffifante quantité ; faites une opiate , dont la dofe fera d'un gros matin & foir.

La boiffon ordinaire fera de la tifanne faite avec deux onces de racine de grande confoude, dix paires de jujubes, qu'on fera cuire dans quatre livres de décoction d'orge, qu'on réduira aux trois quarts ; on ajoutera fur la fin deux gros de regliffe raclée & concaffée.

Le meilleur reméde , dans la Phthifie , eft le lait d'âneffe. On confeillera auffi pour tout aliment la diete blanche ; & fi la toux fur-

vient au malade pendant la nuit , & à l'heure
du sommeil , on lui donnera des narcotiques
sous la forme d'émulsion.

Maniere de
traiter la
Phthisie ,
suivant M.
Marquet.

Quoique j'aie dit plus haut, avec la plupart
des Médecins , qu'on ne pouvoit guérir que la
Phthisie commençante, cependant le Dr. Marquet, Médecin Botaniste de feu Léopold I. Duc
de Lorraine , assure en avoir guéri plusieurs
qui se trouvoient être dans le second degré ,
& dont la plupart étoient abandonnés même
des Médecins. Il leur prescrivoit l'opiate suivante : Prenez baume de leucatel une once ,
blanc de baleine une demi-once , mâchoire
de brochet , anti-héthique de Poterius , antimoine diaphorétique , poudre de diatraganth
froid , sang de bouquetin , yeux d'écrevisse ,
corail en poudre , de chacun un gros : melez ,
faites un opiate avec une suffisante quantité
de syrop de diacode , dont le malade prendra
tous les jours un gros , matin & soir , & par
dessus une infusion théiforme de scabieuse.

Cet Opiate joint à un régime convenable ,
a produit des effets merveilleux dans la Phthisie ; les observations que je vais rapporter &
que j'ai trouvées détaillées dans les mémoires
& papiers de défunt le sieur Marquet , ne lais-
seront aucun doute sur cet objet. Je me suis
aussi servi avec succès du même reméde , &
je joins deux de mes observations aux siennes ,
qui ne serviront qu'à mieux constater la bonté
de cet opiate. J'observerai seulement ici , avant
que de donner les cures que M. Marquet a opé-

rées par cet opiate, que la plupart n'ont été aussi heureuses qu'il le détaille, que parce que la Phthisie n'étoit pas encore parvenue à son dernier période, quoiqu'il le suppose cependant en plusieurs observations : car la Phthisie invétérée, & dans son dernier tems, ne peut pas se guérir. Il ne faut pas abuser en cela de la confiance du Public ; le Lecteur indulgent aura la bonté, à ce que j'espere, de s'attacher plutôt à la pratique de ces observations qu'à la théorie, que je n'ai pas voulu changer, pour ne rien altérer dans les Ecrits de ce Médecin, & pour les mettre au jour tels qu'il me les a laissés.

PREMIERE OBSERVATION.

LE 10 Novembre 1731, la femme du sieur Marchand, Régent d'Ecole à Nancy, attaquée d'une Phthisie pulmonaire, me fit prier, dit M. Marquet, de me charger du rétablissement de sa santé. Elle toussoit beaucoup & crachoit des matieres purulentes, épaisses, & quelquefois teintes de sang ; elle maigrissoit considérablement, & elle étoit tourmentée d'une fievre lente continue avec des redoublemens, trois ou quatre heures après le repas ; tous ces symptômes ne laissoient aucun doute d'une Phthisie pulmonaire : mon indication se porta donc à prescrire les remédes suivans.

J'ordonnai pour boisson ordinaire , de la tisanne faite avec des racines de petasite , d'énula campana , de grande consoude , de chacune une demi-once ; des feuilles de bugle , de sanicle , de pervenche , de scabieuse , de pulmonaire , de chacune une demi-poignée ; des fleurs de tussilage , une pincée ; de la regliffe , une demi-once ; le tout bouillis dans cinq chopines d'eau de fontaine réduit à un pot. Je purgeai la malade de quinze jours à autre , & je lui prescrivis l'usage de l'opiate anti-phthisique. (*Voyez la formule ci-dessus.*)

La malade fut guérie radicalement par l'usage de ce reméde.

SECONDE OBSERVATION.

LE 18 Mars 1732 , la femme du nommé Michel, Charpentier , demeurant rue S. Julien à Nancy , me pria , dit toujours M. Marquet , de la traiter d'une Phthisie pulmonaire , dont elle étoit attaquée. Elle touffoit souvent , & crachoit des matieres épaisses , purulentes , quelquefois mêlées de sang ; elle avoit une fievre lente , & se plaignoit d'une douleur & d'une espece de tiraillement entre les deux épaules ; elle maigrissoit de jour en jour , & ne pouvoit dormir que la tête fort élevée , ce qui caractérisoit le dépôt sur la poitrine , le poumon ulceré , & la Phthisie confirmée. (*Nous ne pouvons cependant regarder la maladie dont il est question dans cette Observation , comme étant*

dans le cas d'une Phthisie confirmée, ainsi que l'in-
sinue le Docteur Marquet.)

Pour détourner la matiere du dépôt , &
pour diminuer la grande ardeur du sang &
la fiévre lente , je fis faire à la malade une
légere saignée du bras , ensuite pour préparer la malade à recevoir l'impression des remédes altérans , je la fis purger comme il suit.

Prenez pulpe de casse récemment mondé ,
& manne , de chacune une once ; électuaire
diacarthami un gros & demi , faites dissoudre
le tout dans quatre onces d'eau de scabieuse ,
pour une potion à prendre le matin.

La malade ayant été efficacemment purgée ,
se mit à l'usage de l'opiate beechique ci-dessus , qu'elle continua pendant environ quinze
jours , & ensuite du lait de vache , dont
elle prit tous les matins un demi-septier ,
après l'avoir fait bouillir & y avoir dissout
la grosseur d'une noix de sucre candy ; elle
continua son lait jusqu'à parfaite guérison ,
en se purgeant au commencement & à la fin
avec la médecine prescrite plus haut.

TROISIEME OBSERVATION.

Pulmonie & Hydropisie.

LE 4 Janvier 1733 , continue toujours notre Observateur , je fus mandé par le sieur
Duplan, Directeur du bureau du tabac , âgé
de 42 ans , étant pour lors à Sainte Menehoult

pour le guérir de deux maladies compliquées ; favoir de la phthifie pulmonaire & de l'hy-dropifie anafarque.

Le malade étoit tourmenté d'une toux feche , d'un crachement de matieres épaiffes , d'une fievre lente continue avec redouble-ment le foir & après le repas , de maigreurs , de fueurs nocturnes , principalement fur la poitrine , & d'une enflure de tout le corps , notamment des cuiffes , des pieds , des jam-bes , & du fcrotum.

La Phthifie en général , eft un ulcere du poumon , dit l'Obfervateur , caufé par un fang épanché dans fa fubftance ; ce fang ne fauroit être épanché hors de fes vaiffeaux , fans y croupir , s'il n'eft expectoré , il ne fauroit y féjourner fans s'y corrompre , fans s'épaiffir , & fans fe changer en une matiere purulente. (Cette théorie de l'Obfervateur n'eft pas tout-à-fait conforme à la nôtre) C'eft cette matiere jaune & épaiffe que les Pulmoniques crachent continuellement , fur-tout le matin en touffant. C'eft cette matiere qui leur donne la fievre lente , parce qu'il s'en réforbe une partie par la voie de la circulation , ce qui caufe au fang une effer-vefcence & un mouvement fébril. C'eft elle qui , en paffant par la trachée artere , l'irrite par fon acrimonie & produit la toux. C'eft elle auffi qui épaiffit le fang , enforte que la férofité s'en fépare fouvent en fi gran-de quantité , qu'elle produit l'enflure de tout

le

le corps, & les sueurs nocturnes, principalement sur la poitrine. C'est enfin cette matiere qui cause de la maigreur au malade, parce que le chyle destiné à nourrir les parties du corps, s'arrête dans l'ulcere, y fermente & contracte une âcreté plus capable de racler les parties du corps, & de les exténuer, que de s'y attacher pour leur servir de nourriture. Tout le monde sait que la Phthisie pulmonaire est très-dangéreuse, & presque toujours mortelle, sur-tout lorsqu'elle est compliquée avec l'hydropisie. Cependant pour tenter une guérison incertaine, je commençai par purger le malade avec une dissolution de deux onces de pulpe de casse dans une once de décoction vulnéraire, à laquelle j'ajoutai vingt-cinq grains de jalap en poudre, & autant de rhubarbe. Après l'effet de cette médecine, je lui fis prendre tous les matins un gros de l'opiate becchique, auquel il ajouta trois gros de cloportes en poudre.

Pour boisson ordinaire, je lui conseillai de la tisanne faite avec les feuilles d'hyssope, de pervenche, de marrube blanc, de scabieuse, les racines d'énula campana & la reglisse. Je lui prescrivis aussi des bouillons composés de la maniere suivante :

Prenez la moitié d'un mou de veau avec le cœur, fleurs de pas-d'âne, feuilles de pulmonaire, de chacune une pincée ; une carotte ; le tout sera mis dans un pot de terre

B

avec une pinte d'eau que l'on fera réduire au
tiers , passez avec expression pour le matin ,
& continuez pendant quinze jours.

Ces remédes firent beaucoup cracher le
malade , diminuerent la toux & les autres
symptômes, à la réserve de l'hydropisie qui
restoit toujours la même. C'est pourquoi je
jugeai à propos de lui prescrire l'opiate apé-
ritive & fondante qui suit : Prenez saffran
de mars apéritif une demi-once , extrait de
fumeterre, de houblon, de chicorée sauva-
ge , rhubarbe choisie , de chacun deux gros ,
sel de tamarisc , crême de tartre , sagapenum,
gomme ammoniac , de chacun un gros ; mercure doux , racine de jalap , de chacun un
demi-gros : faites avec le syrop des cinq racines apéritives une opiate , dont la dose
sera d'un gros tous les jours le matin. Le
malade prit donc un gros de cet opiate , par-
dessus le bouillon pectoral dont on vient de
donner la formule , & tous les soirs un gros
de l'opiate becchique ; il fut purgé de tems-
en-tems avec deux onces de manne délayée
dans un bouillon ; ce qui lui procura une
entiere guérison pour le mois d'Avril suivant.

*Cette Observation , par laquelle il conste de la
guérison de deux maladies presque incurables , est
des plus intéressantes. La théorie qui est rapportée
au commencement de cette Observation , n'est pas
des plus nouvelles ; mais nous espérons que le
Lecteur ne s'y attachera pas , eu égard à la sainte
pratique qui en fait la base.*

QUATRIEME OBSERVATION.

L'Observateur n'emploie , pour la cure du ma-
lade que nous allons rapporter , parmi les
remédes indiqués dans l'opiate becchique , que
le baume de leucatel.

LE 16 Septembre , aussi de la même année 1763 , M. d'Assale Avocat à la Cour , âgé
d'environ trente-cinq ans , fut attaqué d'un
crachement de sang très-copieux , accompa-
gné de poing de côté , de toux , d'oppression de poitrine , avec fiévre continue ; symptômes qui caractérisoient la péripneumonie.
Ledit d'Assale , qui étoit pour lors en cam-
pagne , négligea de se faire soulager , & faute
de quelques saignées du bras , il se fit un
dépôt sur sa poitrine , qui dégénéra en ulcere du poumon ; étant de retour à Nancy ,
il m'envoya chercher pour lui procurer sa
guérison. Il souffroit des douleurs violentes
entre les deux épaules , il étoit oppressé &
ne pouvoit dormir que la tête fort élevée ;
il étoit tourmenté d'une toux séche , il crachoit du sang & des sérosités ; point d'appétit ; une fiévre lente & des redoublemens
tous les soirs , faisoient maigrir le malade à
vue d'œil ; ses urines étoient crues , sans
dépôt , son pouls étoit dur , élevé & fréquent.

A la vue de ces symptômes, l'on ne pouvoit douter qu'il ne fût attaqué d'un ulcere aux poumons, caufé par un fang épanché dans fes véficules, qui, par fon féjour, s'étoit corrompu, changé en pus, & avoit produit l'ulcere. Quoique ces fortes de maladies foient toujours dangéreufes, & le plus fouvent mortelles, cependant je tentai la guérifon de la maniere fuivante.

Ma premiere indication fut la faignée du bras, que je fis réitérer plufieurs fois, afin de diminuer la fiévre, d'appaifer l'inflammation, de dégager la poitrine, de foulager la toux & l'oppreffion ; je fis prendre enfuite au malade, tous les matins & foirs, les herbes vulnéraires fuivantes.

Prenez racines d'énula campana, de parelle coupée menue, de chacune une once ; feuilles de pervenche, de lierre terreftre, de fcabieufe, de chacune une poignée ; fleurs de tuffilage, de pied de chat, de chacune une demi poignée ; hâchez & mêlez le tout pour en prendre tous les matins & foirs une pincée en guife de thé. Les crêmes de riz, d'orge, & les bouillons de mou de veau furent mis en ufage ; je lui fis prendre auffi pendant long-tems, tous les matins, un demi-gros de baume de leucatel, & enfuite neuf ou dix gouttes de baume du perou ; il fut purgé de tems en tems avec la pulpe de caffe récente, délayée dans quatre ou cinq onces d'eau vulnéraire fimple.

Pendant le mois de Mai suivant, je mis mon malade à l'usage du lait de vache coupé avec la décoction de squine. Ces remédes lui rétablirent la santé ; il est à croire que la matiere de l'ulcere ayant été réforbée dans les veines par la voie de la circulation, le malade fut attaqué d'une fistule à l'anus, causée par la même matiere, qui fit un dépôt sur cette partie, dépôt que l'on appelle *Métastase* ; dépôt qui n'a put être guéri que par l'opération.

Mais, sept à huit ans après, le malade ayant été reçu Avocat au Conseil, il alla demeurer à Luneville, où il eut une rechute de sa pulmonie, il en mourut à mon insçu.

CINQUIEME OBSERVATION.

LE 14 Mars 1734, je fus prié de visiter la fille du nommé François, demeurant aux hôtels de la Gendarmerie, près la porte Saint-Jean de Nancy ; les symptômes de sa maladie étoient la toux seche, la fiévre lente, le crachement de matieres purulentes, quelquefois teintes de sang, la migraine & l'exténuation de toutes les parties du corps, &c. symptômes qui caractérisent nécessairement la Phthisie pulmonaire, ou l'ulcere des poumons.

Quoique ces maladies soient très-difficiles à guérir, cependant je procédai à la cure

B iij

avec succès, de la maniere suivante. Après
avoir preſcrit un régime très-exact à la malade, je commencai par la purger doucement, avec une once & demie de manne
délayée dans un demi-ſeptier de lait bouilli;
après quoi je lui fis prendre matin & ſoir
un demi-gros de baume de leucatel en bol,
& par-deſſus un grand gobelet de décoction
de feuilles de ſcabieuſe, en guiſe de thé,
avec un peu de ſyrop & de ſucre. Ces remédes firent cracher copieuſement, & en
dégageant la poitrine, conſoliderent l'ulcere:
enſuite je mis le malade à l'uſage du lait de
vache, dont je lui fis prendre tous les matins un demi-ſeptier bouilli avec un peu de
ſucre, en le purgeant au commencement &
à la fin, comme ci-deſſus. *Nous ne regardons*
cette Pulmonie que comme commençante.

SIXIEME OBSERVATION.

P E N D A N T le mois d'Août de la même
année 1734, le nommé Didelot, auſſi de
Nancy, me pria de le guérir; il touſſoit
ſouvent, il maigriſſoit & étoit tourmenté de
douleurs entre les deux épaules, & d'une
fiévre lente continue, qui avoit ſes redoublemens 2 ou trois heures après le repas. Il
crachoit des matieres épaiſſes, jaunâtres &
purulentes, qui ſe précipitoient au fond de
l'eau & qui étoient quelquefois mêlées de

ſang, enſorte qu'il n'y avoit aucun lieu de
douter qu'il ne fût attaqué d'une phthiſie
pulmonaire ; maladie qui eſt preſque incurable, parce que les poumons étant continuellement en action, leur mouvement eſt un
obſtacle à la réunion de l'ulcere ; cependant
je procedai à la guériſon de la maniere ſuivante.

Après la ſaignée du bras & la purgation, je
preſcrivis un régime de vie fort exact au
malade, lui interdiſant les fruits, la ſalade,
les ragoûts ſalés, poivrés, épicés ; l'uſage du
vin, & toutes ſortes de crudités.

Je lui fis prendre tous les matins & ſoirs
un demi-gros de baume de leucatel, & par
deſſus, un grand gobelet de décoction de
feuilles de ſcabieuſe en guiſe de thé. Ces
remédes pris l'eſpace de cinq ou ſix ſemaines,
remirent le malade en bonne ſanté. *Cette ma-*
ladie, comme on peut le voir par l'Obſervation,
n'étoit pas encore parvenue à ſon dernier période.

SEPTIEME OBSERVATION.

LE 29 Janvier 1735, je fus prié de viſiter
la femme du nommé La Roſe, demeurant
au faubourg Saint-Pierre de Nancy, attaqué
depuis long-tems d'une toux ſeche, d'un
erachement d'une matiere épaiſſe & purulente, de douleurs entre les deux épaules, d'une
migraine & d'une fievre lente continue,
ſymptômes eſſentiels d'une phthiſie pulmo-

naire. La toux seche, dit toujours l'Obſer-
vateur, eſt produite par la matiere purulente, qui irrite la trachée artere en paſſant
par ſon canal pendant l'expectoration ; la
matiere purulente que le malade expectore
journellement, ſur-tout le matin, n'eſt rien
autre choſe que la matiere chyleuſe qui vient
du ſang, & qui ſe dépoſe dans le ſac de
l'abſcès ; elle devient épaiſſe & purulente
par le ſéjour qu'elle y fait, le malade reſſent
des douleurs entre les deux épaules par l'inflammation & l'adhérence du poumon à la
plevre, qui s'eſt communiqué par la proximité. La maigreur qui accompagne toujours
cette maladie, provient de ce que la partie balſamique & chyleuſe du ſang, qui de-
vroit ſervir de nourriture au corps, ſe tour-
ne en matiere purulente, par conſéquent les
parties du corps ſe trouvent fruſtrées de leur
nourriture ; enfin l'abſcès ne ſauroit contenir une certaine quantité de pus, qu'il ne
s'en réſorbe une partie dans la maſſe du
ſang ; il ne ſauroit être réſorbé dans la circulation, ſans cauſer au ſang une efferveſ-
cence extraordinaire & contre nature, d'où
s'enſuit la fiévre lente. Cette fiévre s'augmente deux ou trois heures après le repas,
parce que c'eſt dans ce tems que la matiere
chyleuſe ſe mêle au ſang, & qu'elle com-
mence à ſe charger des corpuſcules purulens.

J'ordonnai d'abord à la malade une potion purgative, avec deux onces de manne

délayée dans un bon gobelet d'infusion de rhubarbe, afin de disposer les premieres voies à recevoir l'impression des autres remédes ; ensuite je la mis à l'usage de l'opiate becchique, rapporté ci-dessus, & par dessus chaque prise d'opiate, je lui fis boire un verre de décoction de feuilles de scabieuse, après y avoir ajouté une cuillerée de miel : je fis réitérer la médecine à la fin de l'opiate, & je lui conseillai ensuite le lait de vache, qui acheva de la tirer d'affaire. *La théorie de cette Observation n'est pas tout-à-fait conforme à la nôtre.*

HUITIEME OBSERVATION.

LE premier du mois d'Août 1755, je fus appellé pour voir la femme du sieur Petit, demeurant sur la grande place de la ville neuve de Nancy ; elle étoit alitée depuis longtems ; elle toussoit & crachoit beaucoup de matieres épaisses & semblables au pus qui sort d'un abscès ; la fiévre lente, la maigreur de toutes les parties du corps, les douleurs qu'elle ressentoit entre les deux épaules, ne laissoient aucun doute de l'ulcere du poumon, ou pulmonie, qui passe communément pour incurable ; cependant elle fut heureusement guérie avec les remédes suivans.

Je lui prescrivis d'abord une légere saignée,

du bras , afin de ralentir l'oppreſſion , l'inflammation & la fièvre. Le lendemain je la
purgeai avec une potion compoſée de rhubarbe , de manne , & de ſyrop de chicorée compoſé ; enſuite je mis la malade à
l'uſage de l'opiate becchique ci-deſſus.

NEUVIEME OBSERVATION.

L E 8 Octobre 1735 , je fus invité d'avoir
ſoin du rétabliſſement de la ſanté du fils de
M. Toillié , Chevaux-léger de la garde de
S. A. R. Léopold I. Duc de Lorraine. Il
étoit âgé de ſeize ans , & attaqué d'une
phthiſie pulmonaire , ou ulcere du poumon,
cauſé par un épanchement du ſang dans ſa
propre ſubſtance. Ce ſang ne ſauroit être
extravaſé ſans y croupir , s'il n'eſt expectoré ; ni croupir ſans ſe corrompre , & con-
tracter une conſiſtance purulente , épaiſſe &
jaunâtre ; & comme il ſe réſorbe dans le
ſang de tems-en-tems de cette matiere purulente par la voie de la circulation , elle
cauſe au malade un mouvement fébrile ,
qui s'augmente journellement trois ou quatre heures après le repas. Cette même matiere paſſant par la trachée artere , l'irrite
par ſon âcreté , & produit la toux ſeche ;
elle eſt quelquefois teinte de ſang par la
rupture de quelques petits vaiſſeaux ſanguins

des poumons , & par les efforts que font
les Pulmoniques en touffant. La même
matiere purulente caufe auffi la maigreur ,
parce que le chyle deftiné à nourrir les
parties du corps , s'arrête dans le fac ou
kifte qui forme l'ulcere , y fermente & contracte une acrimonie plus capable de racler
les parties du corps , & de les exténuer ,
que de s'y attacher pour leur fervir de
nourriture.

Comme le fujet étoit jeune & vigou-
reux , ma premiere indication fe porta d'a-
bord à la faignée du bras , à la quantité
de deux palettes ; le lendemain je lui fis
prendre une once & demi de manne , délayée dans un verre de décoction vulnéraire ; enfuite je lui prefcrivis tous les matins & foirs un gros de l'opiate becchique ,
& par deffus , un gobelet de décoction de
feuilles de fcabieufe en guife de thé. Il fut
parfaitement guéri par l'ufage de ces remédes.

DIXIEME OBSERVATION.

LE 6 Mai 1736 , je fus prié de vifiter la
femme du nommé Catelot , demeurant rue
S. Julien à Nancy , & attaquée depuis plufieurs mois d'une phthifie pulmonaire , accompagnée de toux , de crachement de ma-

tieres purulentes , quelquefois mêlées de
sang , de fiévre lente avec redoublement ,
trois ou quatre heures après le repas , de
maigreur & de difficulté de respirer.

La toux étoit causée par l'âcreté de la matiere purulente , qui irritoit les bronches &
la trachée artere pendant l'expectoration ; la
matiere purulente que le malade expectoroit , venoit de l'ulcere du poumon ; elle
étoit quelquefois teinte de sang par la rupture de quelques vaisseaux pulmonaires , causée par les efforts que le malade faisoit en
toussant ; la fiévre lente provenoit d'une
partie des matieres de l'ulcere , qui se ré-
sorboient dans la circulation , & qui cau-
soient une effervescence dans le sang , &
par conséquent la fiévre lente ; elle s'augmentoit trois ou quatre heures après le repas , & dans le tems que le chyle com-
mence à se mêler dans la circulation. La
maigreur provenoit de ce que le chyle , au
lieu de nourrir les parties du corps , se con-
vertissoit en pus ; ainsi les parties du corps
se trouvoient frustrées de leur nourriture ,
tombant dans une maigreur extrême , & à
la fin dans le marasme. La difficulté de respirer vient des embarras qui se forment dans
les bronches & dans les vésicules pulmonaires , par la matiere purulente dont elles sont farcies. Pour parvenir à une guérison radicale , après la saignée du bras &
une légere purgation avec la manne & la

rhubarbe, je prescrivis à la malade l'usage de l'opiate becchique ci-dessus. Un mois après l'usage de cet opiate, la malade se trouva rétablie, & en parfaite santé. *Le Lecteur est prié de recourir, pour la théorie de cette maladie, à celle que nous avons indiqué au commencement de ce traité.*

ONZIEME OBSERVATION.

LE 10 du même mois je fus appellé pour visiter & guérir la femme du nommé Nicolas, demeurant vis-à-vis le Mont de Piété à Nancy, se plaignant, de même que la précédente, d'une toux seche, d'un crachement de matieres purulentes, quelquefois teintes de sang, de fievre lente, de maigreur, de douleurs entre les deux épaules, & de difficulté de respirer, ne pouvant dormir que la tête élevée. Cette malade fut guérie avec les mêmes remédes que la précédente, la saignée du bras, une légere purgation avec la manne & la rhubarbe, l'opiate becchique, & ensuite l'usage du lait de vache coupé avec la décoction des feuilles de scabieuse. *On peut juger de l'efficacité de cet Opiate becchique, par cette suite d'Observations.*

DOUZIEME OBSERVATION.

SUR la fin du même mois, je fus invité par le sieur Goussel, Conducteur des caissons pour le service de l'armée de France, attaqué d'une toux fréquente, avec crachement de matieres épaisses, quelquefois teintes de sang; il maigrissoit depuis trois mois à vue d'œil, avec une fiévre lente, qui s'augmentoit deux ou trois heures après le repas, se plaignant aussi de douleurs considérables entre les deux épaules. Son oppression jointe aux symptômes, ne laissoit aucun doute qu'il ne fût véritablement pulmonique.

Comme la poitrine étoit fort embarassée, ma premiere indication fut la saignée du bras, afin de dégager, autant qu'il seroit possible, les poumons farcis d'une humeur épaisse & gluante, qui s'arrêtoit dans les bronches, les rongeoit par son âcreté, causoit la toux & l'oppression, & de diminuer l'inflammation & la fiévre, & en donnant plus d'aisance au sang pour circuler, d'empêcher qu'il ne se portât en si grande quantité aux poumons, & qu'il ne leur fournît une nouvelle matiere propre à augmenter le dépôt. Je prescrivis ensuite un minoratif au malade, afin d'évacuer par le bas les matieres hétérogenes qui fermentoient avec le fang, & entretenoient la fiévre lente.

Enfin, pour faire deffecher l'ulcere, pour en refoudre la matiere, & pour la confolider, je prefcrivis au malade l'opiate becchique ci-deffus, à la dofe d'un gros matin & foir, & par deffus un verre de décoction de feuilles de fcabieufe & de lierre terreftre.

Sa boiffon ordinaire étoit la tifanne fuivante : Prenez racines de grande confoude, de guimauve, de chacune une once ; reglifse une demi-once, feuilles de capillaire, de langue-de-cerf, de chacune une poignée, fleurs de pied-de-chat, de tuffilage, de violette, de chacune une pincée ; faites bouillir le tout dans cinq livres d'eau de fontaine, pour une tifanne qui fervira de boiffon ordinaire. Enfuite l'ufage du lait de vache completta la guérifon.

TREIŻIEME OBSERVATION.

Pulmonie compliquée avec Hydropifie.

LE 3 Juin 1737, le fieur Louis Goujon, Muficien de la Primatiale de Nancy, âgé de cinquante-huit ans, me fit inviter d'avoir foin du rétabliffement de fa fanté. Les fymptômes de fa maladie étoient la toux, l'oppref-

fion de poitrine, le crachement de matieres
purulentes, dont il expectoroit chaque jour
trois ou quatre palettes, la fiévre lente, la
maigreur & l'exténuation de toutes les parties du corps, l'enflûre des pieds, des jambes & des cuisses, symptômes ordinaires de
la Phthisie, ou ulcere du poumon, parvenue au troisieme degré.

1°. Toute matiere purulente, de quelque partie du corps qu'elle provienne,
suppose un ulcere ; donc le malade qui crache le pus, est attaqué d'un ulcere : or la
matiere que l'on rejette par la bouche en
quantité, ne sauroit venir que des poumons
ou de l'estomac ; si elle venoit de l'estomac,
on la vomiroit & on la rejetteroit sans
tousser : il s'ensuit donc que celle que l'on
rejette en toussant, vient des poumons.

2°. Elle cause la toux en passant par la
trachée artere, parce que ce canal se trouve irrité par l'âcreté de la matiere qui y
passe.

3°. L'oppression de poitrine vient de ce
qu'une partie des lobes du poumon étant
remplie de pus, l'air que le malade respire, ne peut pénétrer qu'en petite quantité ; c'est par cette raison que les Pulmoniques ont la respiration courte & fort oppressée.

4°. La fiévre lente accompagne toujours
cette maladie, parce qu'il se résorbe, par la
voie de la circulation, une partie de matiere

de

de l'abscès, qui cause au sang une effervescence & un mouvement fébril.

5°. La maigreur vient de ce que le chyle destiné à nourrir les parties du corps, se corrompt & se change en pus, & par cette raison, tout le corps s'en trouve frustré & il maigrit de plus en plus jusqu'à la mort.

6°. L'enflure des parties inférieures du corps, est causée par un sang séreux, dépouillé, pour ainsi dire, de son baume & de son volatil, dont la sérosité se sépare & s'extravase ; c'est pour cette raison que l'enflure ne vient ordinairement aux Phthisiques, que dans le dernier période, lorsque le malade approche de sa fin.

Je commençai la cure par purger le malade, avec deux onces de manne délayée dans un bouillon de veau. Ensuite je le mis à l'usage de l'opiate becchique, décrit ci-dessus, auquel j'ajoutai trois gros de cloportes, & un gros de baume de la Mecque. A la fin de cet opiate, je fis purger le malade avec un gros de poudre hydragogue, & ensuite je lui fis prendre le lait de vache, en le purgeant au commencement & à la fin.

Dans le nombre de 768 malades, que j'ai traité, dit notre Observateur, pendant l'année 1737, il s'est trouvé seize Pulmoniques qui ont été guéris avec les mêmes remèdes que ci-dessus, à quelques changemens près. *Je ne puis assez répéter de recourir, pour la théorie, à ce que nous avons dit au commencement de ce Traité.*

C

QUATORZIEME OBSERVATION.

Pulmonie héréditaire.

LE 20 Octobre 1738, je fus appellé pour
secourir la fille du sieur François Bloucatte,
âgée de sept ans, attaquée d'une fiévre lente continue avec redoublement, d'une toux
seche, d'un crachement de matieres purulentes, quelquefois teintes de sang ; en un
mot de tous les symptômes qui caractérisent la véritable phthisie pulmonaire. Pour
rálentir la fiévre, & diminuer l'inflammation, je prescrivis d'abord la saignée du
bras à la malade, ensuite l'opiate becchique & la décoction de feuilles de scabieuse
en guise de thé. Elle continua l'usage de ces
remédes pendant cinq ou six mois ; enfin
voyant que la malade vomissoit en toussant,
& qu'elle étoit oppressée & en grand danger de suffocation, dans ce cas désespéré,
je me déterminai, contre les regles, à lui
faire prendre trois grains de stibié, & une
once de manne dans un bouillon. Ce reméde, en la faisant vomir, dégagea sa
poitrine, de maniere qu'elle fut en état de
continuer l'usage de son opiate becchique,
dont elle fut parfaitement guerie cinq ou
six mois après contre toute espérance ; nous
insistons sur ce reméde peu usité en pareil cas,

avec d'autant plus de raison, que le pere, l'oncle, la grand'mere, & plusieurs autres parens de cette jeune fille, sont morts de la phthisie pulmonaire, & qu'étant héréditaire dans la famille, elle est la seule qui en a été guérie radicalement.

QUINZIEME OBSERVATION.

LE 12 Avril 1740, je fus invité d'avoir soin du rétablissement de la santé de la fille du nommé Prudhomme, âgée d'environ quinze ans. Elle maigrissoit de jour à autre ; elle toussoit & crachoit souvent des matieres épaisses, purulentes, quelquefois mêlées de sang ; ce qui ne laissoit aucun doute d'un dépôt dans la substance du poumon.

Je commençai le traitement, par la saignée du bras, afin que le sang ne pût fournir une si grande quantité de matieres à l'abscès ; ensuite je lui fis prendre une once & demie de manne, pour disposer l'estomac, par une légere purgation, à recevoir l'impression des remédes becchiques ; ces remédes étoient l'opiate décrit ci-dessus, auquel j'ajoutai un demi gros de baume du Perou ; & je terminai la cure de cette maladie, par l'usage du lait de vache que je lui prescrivis.

Neuf ou dix ans après la malade étant mariée, mourut en couche de son premier enfant.

SEIZIEME OBSERVATION.

LE 15 Septembre 1740 , le nommé Viare, de la paroisse S. Pierre de Nancy , me fit prier d'avoir soin du rétablissement de sa santé , quoique âgé de 80 ans. La toux séche, la fiévre lente , l'oppression de poitrine, le crachement de matieres purulentes , la maigreur & l'exténuation de tout le corps , joint à son grand âge , ne permettoient pas au malade de sortir de son lit. Dans cette situation presque désespérée , je lui prescrivis une once & demie de manne , délayée dans un bouillon de mou de veau , dont il fut purgé trois ou quatre fois : ensuite je lui ordonnai l'opiate becchique dont est question ; après quoi je lui fis prendre le lait dans la saison convenable. Ce malade a été guéri , & se portoit très-bien pour son âge en 1749 , neuf ans après sa guérison.

DIX-SEPTIEME OBSERVATION.

LE premier Octobre de la même année, le nommé Damien Oudot , demeurant sur la porte S. Jean, me fit prier d'avoir soin du rétablissement de sa santé & de le guérir d'une phthisie pulmonaire. Il maigrissoit & crachoit des matieres épaisses avec fiévre lente, courte haleine, se plaignant de douleurs entre les deux épaules.

La maigreur étoit la suite du crachement de matieres purulentes, de même que la fiévre, parce que cette matiere étoit produite par la matiere chyleuse du sang, qui se corrompoit dans les poumons & se changeoit en pus, d'où résultoit la fiévre lente & la maigreur de tout le corps, la toux & le crachement purulent, de même que la courte haleine & les douleurs entre les deux épaules, qui sont les symptômes ordinaires de la pulmonie, ou ulcere des poumons.

Pour parvenir à une guérison radicale, je commençai par faire saigner le malade, afin qu'en diminuant la fiévre & l'inflammation, il fût plus en état de prendre les remédes particuliers à la maladie. Le lendemain je lui fis prendre deux onces & demie de manne, délayée dans cinq onces d'infusion de rhubarbe, dont il fut suffisamment purgé.

Ensuite mon indication se porta à dessecher l'ulcere & adoucir le sang par le secours de l'opiate pectoral ci-dessus, auquel j'ajoutai seulement un gros de dent de sanglier.

Je lui ordonnai ensuite de boire par-dessus chaque prise, qui étoit de la dose

d'un gros foir & matin , un gobelet de décoction de feuilles de fcabieufe avec un peu
de fucre.

Après avoir fait ufage de ces remédes
pendant environ fix femaines , il fut parfaitement guéri.

DIX-HUITIEME OBSERVATION.

L E 28 Novembre de la même année ,
le nommé La Douceur , rue Paille-maille à
Nancy , me fit prier de le guérir d'une
Phthifie pulmonaire , dont il étoit attaqué
depuis plufieurs mois , & qui étoit la fuite
d'un gros rhume , appellé Coqueluche en
langue vulgaire. Le malade touffoit & crachoit des matieres épaiffes , avec douleur
de tête , fiévre lente , ralement & difficulté
de refpirer , &c.

Après la faignée du bras , il fut purgé
avec deux onces de manne délayée dans fix
onces de diffolution de caffe , après quoi
il fe mit à l'ufage de l'opiate becchique ,
& enfuite à celui du lait dans la faifon convenable. Il fut parfaitement rétabli.

DIX-NEUVIEME OBSERVATION.

LE 18 Février 1743 , je fus invité d'aller voir la femme Pierson , au Faubourg S. Pierre de Nancy , attaquée d'une toux feche, d'oppreffion de poitrine , d'une fièvre lente , de maigreur , de douleur entre les deux épaules, de crachement de matieres purulentes , & quelquefois teintes de fang , qui font les principaux fymptômes d'une phthifie pulmonaire.

La toux eft produite par l'âcreté du pus qui fort du poumon , irrite les bronches & la trachée artere. L'oppreffion de poitrine eft caufée par la même matiere , qui occupe une partie de la fubftance du poumon , la fiévre lente & la maigreur , par une partie de cette matiere qui fe réforbe dans les veines par la voie de la circulation , & caufe au fang un mouvement fébril , & par fon âcrimonie, corrode les parties charnues & produit la maigreur.

La douleur entre les deux épaules , vient ordinairement des adhérences qui fe font du poumon à la plevre , & qui caufent des tiraillemens douloureux dans le tems de l'infpiration. Le crachement de matieres purulentes vient de l'abfcès du poumon; elles font quelquefois teintes de fang, lorfqu'il

C iv

se trouve quelque vaisseau sanguin entre-
lacé dans l'ulcere ; les efforts que l'on fait
en toussant, les obligent à se rompre, & à
causer l'hémorrhagie, qui est quelquefois si
considérable, qu'on a de la peine à l'arrêter.

Comme je ne doutai nullement de l'exis-
tence de l'ulcere du poumon, par l'examen
de tous ces symptômes, ma premiere indication fut la saignée du bras, tant pour
appaiser l'inflammation & pour prévenir
l'hémorrhagie, que pour ralentir la fiévre.

Ensuite pour disposer l'estomac à recevoir
l'impression des remédes, je fis prendre à
la malade deux onces & demi de manne
délayées dans un gobelet de décoction de
feuilles de scabieuse ; mais le poulmon étant
ulceré, comme on en étoit convaincu par
la matiere purulente qui en sortoit journellement, je conseillai à la malade de se
mettre à l'usage de l'opiate becchique ci-
dessus.

Elle en prit matin & soir pendant quinze jours, la dose d'un gros, & par dessus,
un gobelet de décoction de feuilles de scabieuse. L'effet de ces remédes fut la guérison
de la malade. La même année, trois autres
personnes furent guéries de phthisie pulmonaires par les mêmes remédes.

*La théorie de cette Observation a pareillement
besoin d'être réformée.*

VINGTIEME OBSERVATION.

Pulmonie compliquée avec Hydropisie.

LE premier Janvier 1744 , je fus invité de visiter & traiter le fils du nommé Jean-Nicolas Pradon , âgé de dix-huit à dix-neuf ans , & attaqué de toux , d'oppression de poitrine , de crachement de matieres purulentes , quelquefois mêlées de sang , de fiévre lente , de maigreur , de douleurs entre les deux épaules , & tous les soirs de tumeurs œdémateuses des pieds & des jambes.

1°. La toux est causée par la matiere purulente , qui ne sauroit être expectorée que par la trachée artere , qu'elle irrite en passant.

2° L'oppression de poitrine est produite par la matiere dont les poumons sont farcis , & qui empêche l'air d'y entrer facilement.

3°. Le crachement de pus vient de l'ulcere &* de la matiere qu'il renferme , la nature qui tend toujours à l'évacuation de ce qui lui est nuisible , le pousse hors du poumon par le secours de la respiration & par la compression que font le diaphragme & les muscles intercostaux , sur les parties contenues dans la poitrine ; elle est quelquefois teinte de sang par la corrosion des vaisseaux sanguins qui avoisinent l'ulcere , & qui sont rongés par l'âcrimonie de la matiere purulente.

4°. La fiévre lente vient de ce qu'il fe réforbe dans les veines une partie du pus, qui caufe au fang une effervefcence contre nature.

5°. La maigreur provient de ce que le fang fournit continuellement la matiere de l'ulcere au chyle, ce qui le rend âcre & peu propre à s'attacher aux parties charnues pour les nourrir.

6°. La douleur entre les deux épaules eft auffi produite par l'âcreté du pus, qui ronge les bronches & les véficules pulmonaires, fitués entre les deux omoplates, & par le tiraillement que font les adhérences du poumon à la plevre pendant l'infpiration.

La tumeur édémateufe des pieds & des jambes, notamment le foir, vient d'un fang diffout, limpide & féreux, fans confiftance, ce qui eft occafionné par la longueur de la maladie, dans laquelle la férofité du fang fe fépare facilement, s'extravafe hors des vaiffeaux fanguins, & tombe de fon propre poids dans les parties où elle a le plus de pente.

Quoique cette phthifie fut parvenue à fon troifieme degré, qu'elle fut compliquée avec l'hydropifie, & prefque incurable, je parvins à la guérifon, par le fecours des remédes fuivans.

Je fis purger le malade avec une once & demie de manne, & un demi-gros de poudre hydragogue, délayées dans quatre onces d'infusion de rhubarbe , qu'il prit le matin ; ensuite pour déterger l'ulcere , pour le deffecher & pour en faire expectorer la matiere & la faire confolider , je prefcrivis l'opiate becchique , à laquelle j'affociai une demi-once de cloportes en poudre.

Pendant l'ufage de cet opiate , je faifois purger le malade de huit jours en huit jours , avec un gros de poudre hydragogue ; ce qui l'a parfaitement guéri , & de fon hydropifie & de fa phthifie pulmonaire. *Nous avons bien de la peine à penfer , avec l'Obferva-teur , que le malade dont il eft queftion , fût dans le dernier période de fa maladie.*

VINGT - UNIEME OBSERVATION.

LE 28 Juillet 1746 , je fus appellé pour guérir la fille du nommé Bourgeois , au faubourg de Nancy , âgée de vingt-deux ans , & attaquée d'une phthifie pulmonaire , dont les fymptômes étoient la toux , l'oppreffion de poitrine , les douleurs entre les deux épaules , le crachement de matieres purulentes , quelquefois mêlées de fang , la maigreur & la fiévre lente.

La toux étoit caufée par la matiere purulente qui irritoit la trachée-artere par fon âcrimonie & produifoit la toux dans le tems de l'expectoration. L'oppreffion de poitrine provenoit du dépôt qui s'étoit fait dans la

propre substance des poumons, & qui em-
pêchoit l'air d'y pénétrer facilement. Les
douleurs entre les deux épaules étoient pro-
duites par les adhérences des poumons,
qui s'étoient faites à la plevre dans le tems
de l'inflammation ; adhérences qui produi-
sent des tiraillemens & des douleurs très-
vives entre les deux épaules. Le crachement
des matieres purulentes, quelquefois mêlées de sang, venoit du pus contenu dans
l'abscès, qui s'évacuoit par les bronches &
par la trachée-artere ; ce pus étoit quelquefois mêlé de sang, parce qu'il rongeoit
par son âcreté les petits vaisseaux capillai-
res, dont l'érosion ne pouvoit se faire sans
laisser échapper quelques filets de sang qui
se trouvoient mêlés avec la matiere purulente. Ce sont les principaux symptômes qui
caractérisent la phthisie pulmonaire.

Je commençai la cure par la saignée du
bras ; le lendemain je fis prendre deux
onces & demie de manne à la malade, &
après l'effet de cette médecine, je lui prescrivis l'opiate becchique ci-dessus.

Par dessus chaque prise d'opiate, je fis
donner un grand verre de décoction de
feuilles de scabieuse, ensuite pour rendre
le sang de la malade plus doux & balsamique, je la mis à l'usage du lait de vache, pendant tous le mois de Septembre,
& elle fut parfaitement rétablie.

VINGT-DEUZIEME OBSERVATION.

LE 26 Juin 1748 , je fus confulté pour le rétabliffement de la fanté de François Humbert , domeftique chez M. le Procureur-Général de Lorraine , âgé de vingt-quatre ans , & incommodé depuis quelques mois de toux , d'oppreffion de poitrine , de fiévre lente , de maigreur , de douleurs entre les deux épaules , de crachement de matieres purulentes , quelquefois teintes de fang ; en un mot , de tous les fymptômes qui caracté-rifent la véritable phthifie pulmonaire ; ma-ladie d'autant plus difficile à guérir , que le mouvement perpétuel des poumons eft un obftacle à la réunion & la confolidation de l'ulcere.

Ma premiere indication fut d'arrêter le progrès de la fiévre & de l'inflammation par la faignée du bras ; enfuite pour difpofer l'eftomac à recevoir l'impreffion des remé-des becchiques & pectoraux , je fis purger le malade avec deux onces & demi de man-ne délayée dans cinq onces d'eau vulnérai-re fimple.

Ayant été fuffifamment purgé , & l'efto-mac bien difpofé , je prefcrivis l'opiate bec-chique ci-deffus.

Après avoir fait ufage de cet opiate pen-

dant un mois, les symptômes de la maladie s'étant diffipés, je conseillai au malade
le lait de vache coupé avec la décoction de
feuilles de scabieuse, qui termina heureusement la guérison de la phthisie pulmonaire.

VINT-TROISIEME OBSERVATION.

LE sieur Goujon, Muficien de la Primatiale, qui fut guéris d'une phthisie pulmonaire en l'année 1737, ayant été attaqué
douze ans après d'une pareille maladie & des
mêmes symptômes, fut aussi guéri avec les
mêmes remédes, au mois de Février 1749;
savoir par l'usage de l'opiate becchique &
des feuilles de scabieuse en décoction, quoique parvenu à l'âge de 70 ans,

VINGT-QUATRIEME OBSERVATION.

LE 17 Juin 1749, Laurent Lacour, ha-
bitant de l'Aye-S.-Christophe, à deux lieues
de Nancy, me vint confulter pour une affection de poitrine, dont il étoit fort incommodé depuis long-tems.

Les symptômes de sa maladie étoient la
toux seche, l'oppression, la fiévre lente,

la maigreur , les douleurs entre les deux épaules , le crachement de matieres purulentes , quelquefois teintes de sang ; symptômes essentiels de la pulmonie , ou phthisie pulmonaire , c'est-à-dire d'un dépôt de matieres purulentes , qui s'étoit fait dans la propre substance du poumon.

Pour procurer la guérison au malade , je lui conseillai , en premier lieu , une légere saignée du bras , & ensuite l'usage du baume de Leucatel , dont je lui fis prendre tous les matins & soirs un demi-gros , & par-dessus chaque prise , un bon gobelet de décoction de suc de scabieuse , après y avoir ajouté une cueillerée ou deux de syrop de capillaire pour l'adoucir. Cinq ou six mois après , je rencontrai ledit Laurent Lacour , qui m'assura qu'il avoit été radicalement guéri par les remédes ci-dessus indiqués , après en avoir fait usage pendant six semaines.

VINGT-CINQUIEME OBSERVATION.

LE 4 Septembre 1749 , je fus consulté pour la maladie du sieur Dugay ; Musicien du Concert & de la Primatiale de Nancy , âgé de vingt-deux ans , & attaqué , depuis environ deux mois , d'une grande oppression de poitrine , d'une fiévre lente avec redou-

blement deux ou trois heures après le repas, de sueurs nocturnes, notamment sur la
poitrine, qui affoibliffoient confidérable-
ment le malade, de toux avec crachement
abondant de matieres épaiffes & purulentes;
fymptômes de phthifie pulmonaire, qui dénotoient un dépôt dans la fubftance du
poumon.

Pour ralentir la fievre, & pour appaifer
l'inflammation, je fis faire une faignée du
bras au malade, & comme fon fang étoit
fort coïneux, épais & purulent, le lendemain je fis réiterer la faignée à la quantité de
deux palettes, enfuite je lui prefcrivis mon
opiate becchique, à la façon accoutumée
Après l'ufage de cet opiate, je fis prendre
au malade tous les matins & foirs les bouillons fuivans.

Prenez la moitié d'un mou de veau avec
le cœur, têtes de pavot blanc n°. 2.; feuilles
de pulmonaire, de pervenche, de chacune
une poignée, fleurs de tuffilage, de pied-
de-chat, de chacune une pincée ; faites
bouillir dans une fuffifante quantité d'eau de
fontaine, & réduire à moitié ; exprimez
fortement, & faites deux bouillons qui feront
pris matin & foir ; & continuez pendant
quinze jours.

La fievre lente, & les autres fymptômes
étant ceffés, le malade pris deux onces de
manne, pour fe mettre enfuite à l'ufage du
lait, qui acheva fa guérifon.

VINGT-SIXIEME

VINGT-SIXIEME OBSERVATION.

LE 24 Août 1750 , je fus confulté par Nicolas Thiviet , Pâtiffier , demeurant à Toul , pour une phthifie pulmonaire dont il étoit attaqué depuis fort long-tems. Les fymptômes de fa maladie étoient la toux , l'oppreffion de poitrine , la fievre lente , le crachement de matieres épaiffes , purulentes & quelquefois teintes de fang , & une maigreur de tout le corps.

La toux eft caufée par l'âcreté des matieres épaiffes & purulentes qui paffent par la trachée artere ; & qui l'irritent en y paffant. L'oppreffion vient des matieres qui s'extravafent dans les bronches & les véficules pulmonaires , & qui empêchent l'air d'y parvenir facilement.

La fievre lente eft occafionnée par une partie des mêmes matieres purulentes , qui fe réforbent dans les veines , & qui fe mêlent avec le fang , lui caufent une effervefcence fébrile.

Les matieres purulentes que l'on crache , viennent de l'abfcès du poumon , qui fait le fiege de la maladie , fiege qui entretient le crachement jufqu'à la mort , lorfqu'il ne peut pas être confolidé. Par les efforts que les Pulmoniques font en touffant , il fe rompt

D

fouvent des petits vaiſſeaux ſanguins dans les poumons, d'où il s'enſuit que l'on crache des matieres qui ſont quelquefois teintes de ſang ; & quelquefois auſſi il ſe rompt des gros vaiſſeaux artériels : alors il ſort par la bouche, en touſſant, un ſang rouge, vermeil, écumeux, en très-grande quantité, qui met ſouvent le malade à deux doigts de la mort, & en grand danger de ſuffocation.

Quant à la guériſon de la phthiſie, quoiqu'elle ſoit très-difficile, je l'ai cependant entrepris avec ſuccès, de la maniere ſuivante.

Prenez infuſion de rhubarbe, quatre onces, dans laquelle vous ferez fondre une once & demie de manne, & deux gros de tablettes diacarthami, pour une médecine à prendre le matin, & deux heures après un bouillon ; après quoi je preſcrivis l'opiate becchique ci-deſſus. Le malade ayant fini cet opiate, me vint remercier deux mois après de ſa guériſon.

VINGT-SEPTIEME OBSERVATION.

LE 23 Avril 1751, la fille aînée du ſieur Beaujan, Amodiateur à Ingerai, village diſtant de trois lieues de Nancy, me vint conſulter pour une affection de poitrine, dont elle étoit fort incommodée depuis pluſieurs mois. La toux ſeche, l'oppreſſion le crachement de fang & de matieres épaiffes, la fievre lente continue, avec des redoublemens deux ou trois heures après le repas, la maigreur & la difficulté que la malade avoit de dormir la tête baiffée, étoient les principaux fymptômes de fa maladie, fymptômes qui ne laiffoient aucun doute de la phthifie pulmonaire, ou ulcere du poumon.

Chacun fait que tous les ulceres internes font très difficiles à guérir, notamment ceux du poumon, pour deux raifons. La premiere, parce que le poumon eft compofé d'une fubftance molle & fpongieufe ; la feconde, parce que fon mouvement continuel en empêche la réunion ; c'eft pour cette raifon qu'autrefois les Pulmoniques étoient incurables ; mais comme la Médecine acquiert de jour en jour un nouveau degré de perfection, l'on a trouvé depuis peu les remédes propres à guérir les Pulmoniques les plus défefpérés. On peut voir ici un grand nombre d'Obfervations des perfonnes que j'ai guéries de ces maladies ; j'en ai indiqué les noms, les profeffions & les demeures, pour rendre ces obfervations moins fufpectes.

Je confeillai donc à cette fille, après une légere faignée, de fe mettre à l'ufage de l'opiate becchique ci-deffus.

Je fis purger la malade au commencement & à la fin de l'ufage de cet opiate, avec deux onces & demie de manne délayée dans un bouillon, en peu de tems elle fut bien guérie , & ensuite, pour adoucir l'âcreté de son sang , & le rendre plus balsamique , je lui conseillai de se mettre à l'usage du lait de Vache pendant un mois , ce qu'elle fit avec beaucoup de succès.

VINGT-HUITIEME OBSERVATION.

UNE jeune Dame de considération , dont les peres & meres étoient morts pulmoniques , commençoit à se ressentir de plusieurs symptômes de cette maladie , qui étoit héréditaire dans la famille. Le 9 Janvier 1755 , cette Dame me fit appeller pour prévenir les suites de la phthisie pulmonaire , dont elle étoit menacée ; elle maigrissoit à vue d'œil , & se plaignoit de courte haleine , d'oppression de poitrine , de douleurs entre les deux épaules & dans les côtés , de crachemens de matieres épaisses qui se précipitoient au fond de l'eau , d'une fièvre lente qui redoubloit trois ou quatre heures après le repas, dans le tems de la digestion & de la distribution des alimens, de chaleur avec sueur aux mains & à la plante des pieds. Ces symptômes , combinés ensemble , ne laissoient aucun doute d'une phthisie pulmonaire au premier degré ; c'est pourquoi, afin de parvenir à une guérison radicale , mon indication se porta d'abord à mettre la

malade à l'usage de l'opiate becchique &
anodine ci-dessus; la malade fut aussi purgée
de quinzaine à autre avec deux onces de
manne & dix grains de scammonée d'alep, délayée dans un verre de tisanne.

Cette Dame fut très-contente de son
opiate : six semaines après elle fut radicalement guérie de sa phthisie héréditaire ; ce
qui a paru par l'embonpoint où elle se trouve depuis ce tems.

COROLLAIRE.

De ces vingt huit Observations, on peut
conclurre de l'efficacité de l'Opiate becchique de M. Marquet, puisque presque tous
les malades dont on y fait mention, ont
été rétablis par le moyen de ce reméde ;
il n'y en a que deux ou trois qui ont pris
simplement du baume de leucatel. « Ces
» cures ne peuvent pas ê re suspectes, dit
» l'Auteur, puisque je nomme les person-
» nes, j'indique leurs demeures & leurs
» qualités ». J'ai trouvé, moi-même, dans
les papiers de M. Marquet, une infinité d'a-
testations, que j'ai entre les mains, qui cons-
statent toutes, & unanimement, de l'efficacité de ce remede ; j'ai rapporté ici tout-
au-long, les observations de M. Marquet,
telles que je les ai trouvées dans ses mémoires, ainsi que je l'ai deja dit plusieurs fois ; j'ai
cru n'y devoir rien changer, tant par respect

pour l'Auteur, que pour mieux convaincre le Lecteur de la bonté du remede qui y est indiqué ; j'espere par ces raisons, qu'on ne me saura pas mauvais gré si j'ai quelquefois tombé dans quelques répétitions avec l'Observateur. Quant à la théorie qui est exposée dans ces observations, je ne la donne pas non plus comme de moi ; j'ai établi les causes de cette maladie au commencement de cette differtation.

Nous allons encore rapporter ici deux Observations du même Auteur, sur des pulmonies compliquées avec la vérole, qu'il a traitées par une méthode toute différente ; nous donnerons ensuite ses consultations sur cette maladie, & nous joindrons en outre deux de nos Observations sur deux phthisies pulmonaires que nous avons traitées par le moyen de l'opiate becchique de M. Marquet.

VINT-NEUVIEME OBSERVATION.

Pulmonie à la suite d'une Vérole de naissance.

LE 28 Décembre 1715, dit M. Marquet, je fus invité de rétablir la santé d'une jeune femme, dont le pere, mort de la vérole, avoit communiqué sa maladie à sa fille avant sa naissance ; maladie qui ne se manifesta dans l'enfant qu'à l'âge de puberté , par l'ulcere des poumons, avec un crachement copieux de matieres purulentes , épaisses , souvent teintes de sang , accompagnées d'une toux seche , de maigreur de tout le corps , d'enflures des pieds & des jambes, sur-tout le soir dans le tems où la fiévre redoubloit régulierement ; elles se désenfloient le matin. Etant bien persuadé que cette maladie étoit héréditaire , & occasionnée par un virus vérolique , je pris le parti de traiter la malade par des remedes mercuriels , & afin de diminuer l'oppression , l'inflammation & la fievre , je commençai la cure par la saignée du bras , après quoi je fis prendre à la malade dix grains de panacée mercurielle , & vingt grains de rhubarbe en poudre , incorporé avec un peu de syrop de rose. Ce bol la purgea suffisamment ; je continuai trois jours de suite à lui faire prendre dix grains de panacée , & chaque quatrieme jour j'ajoutai vingt-cinq ou trente grains de rhubarbe en poudre , afin de précipiter par le bas les matieres dissoutes par l'effet du mercure.

Les bouillons de mou de veau , les crêmes de riz, d'orge , & l'usage du lait , acheverent de guérir la malade ; mais ses enfans font tous stupides , hébétés , & fort valétudinaires , de même que son mari qui a un teint livide & une santé très-chancelante.

Sic Patrum in natos abeunt cum semine morbi.

D iv

TRENTIEME OBSERVATION.

Pulmonie à la suite de la Vérole.

LE 15 du mois de mai 1719, je fus invité par un ancien Officier des troupes de France, âgé d'environ cinquante ans, d'avoir soin du rétablissement de sa santé. Il me déclara qu'il avoit gagné pendant sa jeunesse plusieurs gonorrhées virulentes, des bubons vénériens, des chancres, des rhagades, des condylomes à l'anus, pour lesquels il avoit passé par les remedes, & qu'on lui avoit donné plusieurs frictions qui n'avoient pas empêché qu'il ne lui fût survenu une toux seche, avec un crachement de matieres épaisses, quelquefois teintes de sang, accompagnée d'une fievre lente continue, qui redoubloit trois ou quatre heures après le repas; ce qui l'avoit maigri considérablement. Je compris par ce recit, que cette toux étoit une suite de la vérole; qu'il étoit resté chez ce malade quelque levain acide de ses anciennes débauches, & qu'il falloit les corriger par l'usage de la panacée.

Pour le préparer à ce remede, calmer la toux & diminuer l'inflammation, j'ordonnai la saignée du bras, ensuite je lui fis prendre deux onces de manne, qui le purgerent abondamment. Il resta quelques jours à l'usage des tisannes & bouillons rafraîchissans, après quoi je lui fis prendre dix grains de panacée mercurielle, incorporée avec suffisante quantité de conserve de roses; il en fut purgé trois ou quatre fois.

Il prit les deux jours suivans une dose pareille, ce qui lui fit un effet si prodigieux du côté de la bouche, que tout-à-coup la langue, les levres, les gencives, & tout le visage du malade, s'enflerent considérablement. Je fus obligé de le faire saigner trois fois, & je lui ordonnai plusieurs lavemens laxatifs & émolliens, tels que les suivans.

Prenez feuilles de mauve, de pariétaire, de branche-ursine, de violettes, de chacune une demi-poignée; fleurs de camomille, de melilot, de chacune une pincée; faites bouillir dans une suffisante quantité d'eau de riviere, & dissolvez dans une livre de colature électuaire diaphenic, miel rosat, de chacun une once; faites un lavement qui sera donné sur le champ.

L'inflammation se ralentit alors: il survint au malade une salivation qui dura trois semaines, pendant lesquelles il ne vêcut que de lait; lorsqu'elle fut passée, il fut purgé comme auparavant. Il continua l'usage du lait pendant un mois, après quoi sa toux & son crachement de matieres purulentes cesserent entierement, & il se trouva parfaitement guéri.

On ne peut attribuer les effets qui pré-
céderent cette falivation , qu'au mercure ,
qui étoit , felon toute apparence , refté
dans le corps du malade lors des frictions ,
& qui avoit été mis en mouvement par
les trente grains de panacée qu'il avoit pris
en trois fois.

R É F L E X I O N S.

P A R ces deux Obfervations , il eft évi-
dent que la vérole , comme un fecond Pro-
tée , paroît fouvent fous différentes faces ;
dans ces deux cas elle avoit paru avoir
tous les fymptômes d'une vraie pulmonie ,
& il ne falloit pas moins que la profonde
pratique de M. Marquet , pour l'en diftinguer.

I. CONSULTATION.

Extrait d'une Lettre du 19 Décembre 1754.

L A bonne renommée , Monfieur , dans
laquelle vous êtes établi , engage les malades d'avoir recours à vous pour le fou-
lagement de leurs incommodités. Permettez-
moi d'avoir cet honneur , & de vous faire
le détail de celle qui me tourmente au-
jourd'hui.

Je fus attaqué d'un rhume très-violent ,
il y a douze à treize ans , & par les efforts que je fis en touffant , il me fortit

une tumeur dans l'aine droite , laquelle s'est
formée en hernie , que je contiens , depuis
ce tems par un bandage , ensuite il m'est sur-
venue une toux , avec difficulté de respirer ,
laquelle toux m'inquiéte , me faisant beaucoup cracher , & depuis sept ou huit ans
la difficulté de respirer s'est augmentée , sur-
tout les matins sortant du lit ; mais la nuit ,
lorsque j'ai trop soupé , cette toux me fait
faire des efforts très-violens , & expectorer
toutes les nuits un gobelet plein, que je suis
obligé de tenir toujours à la tête de mon
chevet ; les matieres sont extrêmement gluan-
tes & épaisses , au point que je suis obligé
d'avoir toutes les nuits la tête élevée & de
tousser jour & nuit. Je suis âgé de 73 ans ,
je vous supplie , Monsieur , de vouloir
m'apprendre si je puis espérer du soulagement par votre secours , & quel régime de
vie je dois tenir dans le tems présent , de
quels mets je dois m'abstenir pour modérer
cette toux ; c'est la grace que je vous de-
mande en attendant l'occasion de vous marquer ma reconnoissance , &c.

Signé DE MONTANT,
Ancien Colonel d'Infanterie.

RÉPONSE à l'exposé du 19 Décembre 1754.

LA toux , l'oppression de poitrine , le crachement de matieres épaisses & purulentes , la fievre & la maigreur , sont les principaux symptômes de la phthisie pulmonaire, qui caractérisent la maladie dont vous êtes tourmenté depuis si long-tems ; la matiere purulente que l'on expectore en toussant , suppose un ulcere dans la propre substance du poumon ; c'est cette matiere qui occasionne la toux par l'irritation qu'elle cause en passant par la trachée artere ; c'est cette matiere qui cause la fievre lente , parce qu'il s'en résorbe une partie par la voie de la circulation , & occasionne au sang une effervescence extraordinaire & un mouvement fébril ; c'est cette matiere qui cause la maigreur , parce que le chyle destiné à nourrir les parties du corps, s'arrête dans l'ulcere, y fermente & contracte une âcreté plus capable de racler les parties du corps, de les extenuer, que de s'y attacher pour leur servir de nourriture ; ainsi , Monsieur, pour adoucir la violence de la toux , & pour procurer l'expectoration ; vous êtes conseillé de faire usage de l'opiate becchique suivant. (Cet opiate est l'opiate becchique en question , il est inutile de le rapporter ici ; il en prescrit

l'ufage fuivant la méthode ordinaire). Pour
boiſſon ordinaire , Monſieur prendra de la
tiſanne faite avec les feuilles de pulmonaire ,
de ſcabieuſe , de chacune une poignée ; regliſſe une demi-once ; pour faire bouillir
pendant une demi-heure dans trois chopines
d'eau de fontaine. Il ne faut point manger
de fruits , ni de crudités , ni de ſalades , ni
aigreurs , &c.

II. CONSULTATION.

UNE abſence , Monſieur , à laquelle
j'ai été forcé , eſt cauſe que je n'ai pas eu
l'honneur de répondre plutôt à celle que
vous m'avez écrite , &c. Pour ce qui re-
garde ma deſcente , je vous dirai , Monſieur , que les inteſtins & l'épiploon ne ſor-
tent que lorſque je fais des efforts à force de
touſſer , & toujours à la même place ; & ſi
je n'ai la précaution de me coucher auſſitôt
ſur le lit , elle s'endurcit & s'augmente à la
groſſeur d'une petite pomme & me cauſe
des gonflemens le long des hanches , mais
cela rentre , comme je viens de dire , ſitôt
que je me ſuis mis en repos ſur un lit , &
ſouvent même j'en ſuis quitte tout le long
du jour ; mais je crains fort que pareille
choſe ne m'arrive de même dans la partie
gauche , y ſentant de tems à autre des gon-

flemens & des tiraillemens ; je suis plus
incommodé de cette toux & de cette hernie l'hiver que l'été, & de la toux pendant
la nuit préférablement au jour. Ces efforts,
souvent en toussant, me causent des douleurs
amères dans les bras. Voila bien du raison-
nement ; je ne sais si vous le trouverez utile ;
j'attends tout de vous, & je suis, &c.

Signé MERLAN, Colonel.

RÉPONSE à l'Exposé précédent.

JE viens, Monsieur, de recevoir votre
Lettre, par laquelle j'apprends que vous
n'avez pas encore fait usage de l'opiate que
j'eus l'honneur de vous prescrire sur la fin
du mois de Décembre dernier. Je vous
exhorte donc, Monsieur, de l'employer le
plutôt que vous pourrez, l'hiver avance,
& la saison nous ramene de jour en jour
un agréable printems, très-propre à rétablir
les poitrines altérées ; profitez donc du tems,
Monsieur, & ne differez pas d'avantage :
il s'est fait un dépôt sur votre poitrine, qui
pourroit ulcerer le poumon & se convertir
en une phthisie incurable, faute de soulagement. En ce qui concerne votre hernie,
pour prévenir les accidens qui pourroient en
résulter, il faut observer un grand régime
de vie, ne point boire de vin nouveau,

ne manger aucuns fruits, crudités, salades, aigreurs, point de ragouts, de viandes salées, épicées, point de gibier, de légumes, ni rien de pesant ou indigeste. S'il arrivoit que vous fussiez attaqué d'un étranglement de l'intestin dans l'aîne, ce qui se manifeste par de grandes douleurs de colique, par la constipation & le vomissement, il faudroit sans différer, après la saignée du bras & quelques lavemens, appliquer sur la partie malade une vescie de porc remplie de lait tiede, & se coucher sur le dos ; ajouter à chaque lavement un petit verre d'huile de lin. Lorsqu'il sera nécessaire de vous purger, & que vous manquerez d'appétit, vous le ferez avec deux onces de pulpe de casse récente délayée dans un gobelet d'eau de pariétaire, & lorsque vous irez à la selle, il faut avoir la précaution de mettre la main sur le bandage pour l'appuyer afin de le contenir, & même sur la partie opposée, pour empêcher l'intestin de sortir par les anneaux des muscles de l'abdomen ; il faudra aussi prendre la même précaution dans les fortes toux. J'ai l'honneur, &c.

IIL CONSULTATION.

Extrait d'une Lettre de Toul, du 18 Août 1757.

JE suis tourmenté, Monsieur, depuis 18 mois, d'une toux & d'un crachement fort épais, qui n'a eu d'autres suites, pendant tout ce tems, que de me maigrir considérablement, de m'affoiblir & de m'inquiéter beaucoup ; & je n'ai pu parvenir à la dissiper, malgré tous les cordiaux & le lait de chevre que j'ai pris au mois de Mai dernier. Je suis revenu au Séminaire le six de ce mois, pour y prendre la Prêtrise, & le douze, accablé des exercices réiterés, & fatigues du Seminaire, je me suis senti atteint d'une oppression de poitrine extrêmement violente, d'une fievre qui ne s'est point encore réglée, & qui est presque continue, qui n'est cependant pas bien violente ; elle vient sans froid & sans presque aucuns maux de tête. La premiere saignée que l'on m'a fait, on m'a tiré du sang qui s'est changé en eau plus du tiers, le reste étoit chargé d'une coëne couleur de cendre ; l'on m'a fait prendre force tisanne rafraichissante & pectorale, du syrop de capillaire, ce qui adoucit à la vérité, mais qui ne calme pas l'oppression & le crachat :

je

je crains que tout ceci n'aboutisse à la pulmonie, & enfin à la mort. Je vous supplie, Monsieur, de vouloir bien examiner toutes ces circonstances, & de me dire naturellement si je puis espérer de guérison. J'espere que vous voudrez bien m'honorer d'une réponse salutaire ; je l'attends avec impatience. Je suis avec le plus profond respect, &c.

RÉPONSE à l'Exposé.

SUIVANT la lettre que vous m'avez fait l'honneur de m'écrire, il me paroît que la maladie dont vous êtes attaqué depuis un an & demi, est une phthisie pulmonaire, dans laquelle il y a encore espérance de guérison. La toux seche, l'oppression de poitrine, la fievre lente, la maigreur, le crachement de matieres épaisses & purulentes, sont les signes symptomatiques de cette maladie. 1°. La matiere âcre qui passe par la trachée artere, en l'irritant, produit la toux. 2°. L'oppression de poitrine vient du dépôt qui étant accumulé dans les vésicules pulmonaires & dans les bronches, y produit une pesanteur avec la difficulté de respirer. 3°. La matiere épaisse & purulente est occasionnée par le chyle qui circule avec le sang, & qui contracte une acrimonie purulente, en se mêlant avec le

ferment qui se trouve dans les poumons ;
c'est pourquoi , plus l'on crache de cette
matiere , plus il s'en régénere , parce que
les alimens en fourniſſent continuellement
de la nouvelle. 4°. La fievre lente eſt cauſée
par une partie de cette matiere , qui se réſorbe dans les veines , & qui cauſe au ſang une
effervescence qui augmente ſa circulation &
la fréquence des pulſations des arteres ; cette
fievre redouble trois ou quatre heures après
le repas , parce que ce ferment se met pour
lors en plus grand mouvement , & qu'il communique au ſang une plus grande quantité de
corpuscules purulens. Quoique tous ces ſymptômes ſoient fort fâcheux , il y a encore lieu à
la guériſon , ainſi que je viens de vous le dire,
parce que la Phthiſie ou Pulmonie n'eſt parvenue qu'au second degré ; c'eſt pourquoi, en
ſuppoſant que le malade a été ſaigné & purgé
ſuffiſamment , il eſt conſeillé de quitter l'uſage
des tiſannes rafraîchiſſantes , & de se mettre
plutôt à celui de l'opiate becchique ſuivant
(c'eſt le même dont il a été pluſieurs fois queſ-
ſtion). On fera ſouvent prendre au malade du
bouillon avec le mou & le cœur de veau, deux
têtes de pavot blanc , des feuilles de pulmonaire , des ſleurs de pas-d'âne , de chacune
une poignée ; le tout cuit dans un pot de
terre & deux pintes d'eau réduites à moitié,
pour, après l'expreſſion , en extraire deux
ou trois bouillons à prendre le matin deux
ou trois jours de ſuite ; ce qu'il faudra réï-

terer pendant quinze jours. Le malade doit se dispenser de boire du vin, même aux repas ; il prendra pour boisson ordinaire de la tisanne faite avec les feuilles de bugle, de sanicle, de pervenche, de scabieuse, de chacune une demi-poignée ; deux têtes de pavot blanc, des fleurs de coquelicot, une pincée ; reglisse, une demi-once ; que l'on fera bouillir pendant une demi-heure dans un pot d'eau de fontaine : il pourra aussi se mettre à l'usage du lait de vache coupé avec une décoction de scabieuse. Délibéré à Nancy, ce 19 Août 1751, pour M. Chenot de Battel, Diacre au Seminaire de Toul.

Signé MARQUET.

IV. CONSULTATION.

J'AI reçu, Monsieur, la lettre obligeante & instructive que vous m'avez fait l'honneur de m'écrire, & j'ai différé jusqu'à présent à vous en remercier, pour vous donner quelques nouvelles sûres du succès du regime de vie que vous m'avez prescrit ; je l'ai observé très-scrupuleusement pendant près de dix jours, après lesquels j'ai été obligé de le quitter, parce qu'il me resserroit un peu trop ; le remede opéroit cependant assez heureusement, car je crachois facilement sans beaucoup tousser & il me faisoit dormir. Il faut donc, Monſieur, que vous ayez la bonté, pour rendre cette conſultation parfaite, d'obvier s'il vous plaît à ces inconvéniens. Après avoir quitté ma tiſanne, je me ſuis mis au lait de vache, coupé avec l'eau de ſcabieuſe, que je prens ſoir & matin, juſqu'à ce que je ſorte du Seminaire pour retourner chez moi, où mon deſſein eſt de recommencer, ſur nouveaux frais, l'exécution dudit régime de vie; je ſerai pour lors plus tranquille & plus à même de l'obſerver que dans un Seminaire. Il eſt à propos, Monſieur, de vous obſerver que ma toux n'eſt point une toux ſeche, mais humide, attendu qu'elle n'eſt occaſionnée que par des matieres qui embarraſſent les poumons, & que dès que j'ai expectoré, je ne touſſe plus, & je reſpire facilement.

Pour ce qui eſt de mon état actuel, je touſſe & expectore toujours le matin & de tems en tems pendant le jour, quelquefois plus, quelquefois moins, ſelon qu'il fait plus ou moins froid; de plus, je dors difficilement ſur le côté gauche : car, dès que je me couche de ce côté, je ſens une fluctuation dans la poitrine qui excite auſſitôt la toux & l'expectoration, ſans cependant aucune ſenſation ni picotement; je dors ordinairement ſept heures, quelquefois plus; je fais mes quatre repas avec appetit, je me fais même violence pour me moderer ſur le manger; l'on m'a fait naître ſur ce ſujet un scrupule , & l'on m'a dit que c'étoit le foie qui pechoit chez moi ; je n'ai jamais d'indigestion ; je suis beaucoup sujet aux vents ; je ne sens aucune chaleur intérieurement , ni mal de côté. Je vous prie aussi de me dire votre avis sur ce sujet ; du reste , je vas & viens à l'ordinaire, un peu foible de tems en tems , & ayant toujours un mouvement de fievre dans la peau. Pardon , Monsieur, de la peine que vous occasionne ce long détail ; je vous supplie , avec instance de rapprocher toutes les circonstances ci-dessus énoncées , & de ne me pas perdre de vue.

Signé CHENOT DE BATTEL , Diacre.

RÉPONSE à l'Exposé.

POUR répondre par article à la derniere lettre que vous m'avez fait l'honneur de m'écrire le 11 Septembre 1751 , je vous dirai premierement que le foie n'a aucune part à votre indisposition ; c'est une maladie idiopatique dépendant uniquement du lobe droit du poumon , qui est la partie affectée ; vous dormez difficilement sur le côté gauche , parce que le lobe droit, où est le mal , pesant sur la partie saine , empêche l'air , par sa compression , de pénétrer dans les bronches & dans les vésicules pulmonaires ; la fluc-

tuation vient aussi de la partie malade,
qui se fait sentir lorsqu'elle tombe sur le me-
diastin , membrane qui sépare les deux lobes
du poumon , afin que cette maladie ne puisse
que difficilement se communiquer d'un lobe
à l'autre par la proximité. Ceux qui sont
attaqués de phthisie pulmonaire , ont toujours bon appetit, parce que leur estomac
se trouve bien conditionné , & qu'il faut des
alimens restaurans , pour remplacer la perte
de substance qu'ils font journellement ; les
vents font causés par la toux, lorsque la
respiration est laborieuse , une partie des
vents, qui doivent entrer dans les poumons,
s'introduit dans l'estomac par l'ésophage. La
fievre lente est un symptôme inséparable de
la phthisie. Quant au régime de vie , vous
devez , Monsieur , l'observer le plus exac-
tement qu'il vous sera possible ; si vous êtes
resserré, il vous sera plus expédient de
prendre de tems en tems quelques lavemens
avec les feuilles de mauve & de violette, de
fumeterre , de mercurielle, de chacune une
demi-poignée , & deux cueillerées de miel
clair, que de vous purger avec la manne : je sais
fort bien que la toux n'est occasionnée que par
les matieres purulentes qui sortent du poumon
en irritant la trachée artere , & qu'après avoir
expectoré, l'on respire plus facilement , parce
que le poumon est débarrassé des matieres
qui occupoient ses vésicules ; l'on ne doit
pas être surpris si après l'expectoration , la

respiration devient plus facile & moins laborieuse ; la guérison de cette maladie ne consiste qu'à dessecher l'ulcere & en tarir la source ; c'est ce que remplira très-bien l'opiate pectoral & becchique que je vous ai prescrit ; c'est le plus essentiel de tous vos remedes, cependant vous n'en faites aucune mention dans votre lettre ; vous êtes conseillé, Monsieur, d'être fort exact sur cet article, & de le réiterer jusqu'à parfaite guérison. Je suis, &c.

V. CONSULTATION.

Extrait d'une Lettre de Grandvellard, en Haute - Alsace.

JE suis un jeune Ecclésiastique dans ma trentieme année ; il y a deux mois que je tombai malade d'une fievre lente & presque continue, qui me mit fort bas ; cette fievre m'a pris par une indigestion, & je compte aussi y avoir donné occasion par une application excessive qui m'avoit beaucoup échauffé. Je n'avois jamais essuyé d'opération ; l'on m'ouvrit la veine, & l'on me purgea, pour la premiere fois, par un vomitif qui fit effet une vingtaine de fois par le haut ; je guéris & j'eus une rechute qui me tint long-tems ; je pris le quinquina en

opiate affez longuement ; je n'eus , pendant
mon mal , ni toux ni oppreffion de poitrine , mais en ma convalefcence , je commençai à reffentir des duretés & des picotte-
mens à la poitrine ; je confultai mon Médecin qui m'a dit que ce n'étoit rien ; j'a-
vois en effet repris appetit , mangeant beaucoup , peut-être trop , & moi , qui avoit
été maigre toute ma vie , j'acquis un très-
bon embonpoint , & au lieu de pâle que
j'étois , je repris des couleurs un peu vives ,
qui me font reftées , quoique mon embonpoint foit tombé depuis un an ; dès ce tems
de fievre , j'ai toujours fentis la poitrine
foible & la voix un peu enrouée ; cela a
continué à-peu-près dans le même état pendant fix mois , & après je me fuis fentis de
tems en tems , fur-tout en hiver , des douleurs de tête , des étourdiffemens , des maux
d'yeux , des douleurs entre les deux épaules , ma langue un peu embarraffée ; ce qui
m'obligea de me faire ouvrir la veine & de
me purger deux ou trois fois ; d'abord que
je marche , je fue facilement & je reffens ,
mais affez rarement , des chaleurs intérieu-
res , qui ne vont cependant pas jufqu'à la
fueur ; je reffentis auffi d'abord après ma
fievre , des battemens de cœur , qui fe paf-
ferent pendant le Carême , & qui m'ont
repris depuis quelques jours , pas cependant
fi violemment ; je fens auffi mes humeurs
comme battre dans mon intérieur , & depuis

environ six mois, j'ai craché trois ou quatre fois le sang, ce qui ne m'étoit jamais
arrivé de ma vie, mais en petite quantité
& mêlé de phlegmes, & il n'étoit pas écumeux ; je le crachois sans peine & comme
de la salive, voici deux jours que cela
m'arrive le matin & pendant la nuit ; j'avois
des maux de tête, & en me mouchant, il
sortoit un peu de sang du nez ; & il est à
noter que depuis ces deux ans, je ne me
mouche presque pas ni n'éternue presque jamais, & ressens quelquefois des douleurs au-
dessus du nez, comme si les conduits étoient
bouchés ; quand j'ai chaud & que je bois
quelque chose de froid, je crache après en-
sanglanté, & quelquefois, quand je bois
chaud, il m'est arrivé trois ou quatre fois
de cracher dans l'eau, & cela va alors au
fond, autrefois cela n'y alloit pas ; j'ai
été pendant six jours sans beaucoup dormir,
le reste du tems j'ai de ces sommeils embar-
rassés ; je ne tousse au reste ni crache beaucoup, si ce n'est un peu le matin ; j'ai toujours eu la respiration assez libre, si ce n'est
depuis trois mois que je l'ai quelquefois un
peu gênée ; j'ai bon appetit, mais après avoir
mangé, je me sens la poitrine embarrassée,
& cela se décharge par les renvois, & comme si le manger se détachoit & tomboit de
ma poitrine, ce qui me soulage ; je vais ordinairement à la selle tous les jours, au
moins tous les deux jours ; mais presque

toujours refferré ; le fang qu'on m'a tiré
étoit affez beau, un peu brûlé & épais ;
mon Médecin traitoit tout cela de vents.

Monfieur, auriez-vous la bonté de me
marquer votre fentiment, &c.

R É P O N S E à l'Expofé.

L'EPAISSISSEMENT du fang eft, Monfieur,
la caufe prochaine de tous les accidens fymp-
tomatiques dont vous vous plaignez, & la
trop grande contention des efprits en eft la
caufe éloignée ; les vertiges, la douleur de
tête, les inflammations des yeux, les douleurs que vous reffentez de tems-en-tems
entre les deux épaules, avec palpitations
de cœur, conftipations & féchereffes du
nez, font caufés par les vaiffeaux vari-
queux & par la tenfion qui furvient en
conféquence de l'épaiffiffement des humeurs ;
fi l'on joint à tous ces fymptômes une poitrine embarraffée, les difficultés de refpirer',
avec la matiere des crachats qui fe préci-
pite quelquefois au fond de l'eau, nous y
remarquons les principaux fymptômes d'une
grande difpofition à la phthifie pulmonaire ;
c'eft pourquoi, pour en arrêter les progrès,
& pour prévenir les fuites facheufes que ces
fortes de maladies entraînent après elles,
Monfieur le malade eft confeillé, après
une faignée de deux palettes de fang faite

au bras, de se mettre à l'usage de l'opiate suivant.

Prenez baume de leucatel, une demi-once; cloportes en poudre, trois gros; poudre diatraganth froid, deux gros; anti-hétique de poterius un gros, avec le syrop de marrube blanc; faites un opiate, dont la dose est un gros à prendre tous les matins.

Le malade en continuera l'usage pendant un mois: on lui donnera, après chaque prise, un gobelet de décoction de feuilles de scabieuse, de pervenche, de lierre ter-restre sechées à l'ombre, des racines de pé-tasite & d'énula campana, de chacune égale partie, coupées menues & mêlées ensemble: la dose de ces ingrédiens est d'une pincée par chaque verre d'eau; l'on ajoutera à cette décoction un peu de sucre ou de syrop de capillaire; le malade boira peu de vin, au-quel il ajoutera beaucoup d'eau; il prendra des bouillons faits avec le mou de veau, la laitue, la chicorée & le cerfeuil; l'usage du lait, dans la saison, sera aussi convenable.

Réflexions sur ces Consultations.

On peut remarquer dans ces Consulta-tions que la théorie & la pratique de M. Marquet, sont toujours constantes & les mêmes, tant il étoit persuadé de la bonté de cette méthode, ce Praticien ne cherchant

pas à éblouir par la variété des remedes ;
pourvû qu'il puisse guérir ses malades, aussi
étoit-il très-heureux dans sa pratique médicinale.

OBSERVATIONS DE L'AUTEUR.

JE me suis servi, ainsi que je l'ai dit
plus haut, des mêmes remedes avec un aussi
bon succès que ce Médecin, dont je me ferai toujours honneur de suivre les traces,
quant à la pratique médicinale : car pour
sa théorie, j'avouerai ici, comme le Lecteur
le peut voir par ses Observations & ses Consultations, qu'elle n'est pas tout-à-fait conforme aux nouvelles découvertes anatomiques.

PREMIERE OBSERVATION.

PENDANT le courant de l'année 1766, je
fus invité d'avoir soin du rétablissement de
la nommée . . . . demeurante à Nancy,
grande rue ville-vieille ; elle étoit âgée d'environ vingt-cinq ou vingt-six ans ; elle souffroit des douleurs considérables entre les
deux épaules ; elle toussoit beaucoup & crachoit des matieres purulentes & teintes de
sang ; son teint étoit pâle & fouetté de rouge ;

elle étoit d'un tempérament fort vif , &
tourmentée d'une fievre lente ; tous ces
symptômes dénotoient une phthisie pulmonaire , du moins au premier degré. Pour
procéder à la cure de sa maladie , je commençai par la faire saigner du bras , ensuite
je la purgeai avec deux onces de manne
délayée dans un bouillon de mou de veau ,
auquel j'ajoutai une once de syrop de violettes ; le lendemain de la purgation , je la
mis à l'usage, matin & soir , de l'opiate becchique de Marquet , décrit ci-dessus , à la
dose d'un gros , & par-dessus , un gobelet
de tisanne pectorale ; elle en prit pendant
environ un mois , ensuite je fis réiterer la
purgation ; après quoi je lui conseillai l'u-
sage du lait. Cette malade a été guérie radicalement , & depuis ce tems , a déja eu
deux enfans sans s'être ressentie de cette
maladie.

SECONDE OBSERVATION.

Une jeune Dame de Nancy , aussi âgée
d'environ vingt-quatre ou vingt-cinq ans ,
eut, quelque tems après une couche assez
heureuse , une suppression presque totale des
évacuations propres à son sexe : le sang, par
révulsion , s'étoit porté à sa poitrine ; elle
avoit en conséquence beaucoup de peine à

respirer ; elle reſſentoit de grandes douleurs
entre les épaules , accompagnées d'une petite fievre lente ; elle touſſoit continuellement & crachoit des matieres purulentes.
On appella le Médecin de la maiſon , il lui
preſcrivit une ſaignée du bras ; cette ſaignée ,
loin de la ſoulager , augmenta ſon oppreſſion : pour lors , par des principes évidens ,
une ſaignée du pied lui auroit mieux conve-
nue. Voyant ſon état , elle me fit appeller ,
& après avoir examiné attentivement tous
les ſymptômes de la maladie , je remarquai
que le Médecin avoit deux indications à
remplir , l'une de rappeller l'évacuation ordinaire ; & l'autre , de porter un prompt
ſecours à une phthiſie qui commençoit à ſe
déclarer avec les ſymptômes les plus appa-
rens ; je commençai à ordonner à la malade une ſaignée du pied , mais voyant ſa
réſiſtance , je fus obligé de me départir de ce
moyen ; je la purgeai doucement avec de
la manne délayée dans du bouillon de veau ,
enſuite , pour remplir tout-à-la-fois les deux
indications , je lui preſcrivis l'uſage de l'o-
piate ſuivant.

Prenez beaume de leucatel , une once :
blanc de baleine , une demi-once : mâchoire
de brochet , ſang de bouquetin , anti-hétique
de poterius , antimoine diaphorétique , poudre diatraganth froid , æthiops minéral ,
æthiops martial , extrait de petite centaurée
& d'abſynthe , yeux d'écreviſſe , de cha-

un un gros : saffran oriental , un scrupule :
mêlez , faites un opiate avec une suffisante
quantité de syrop des cinq racines apéritives ,
dont la dose est d'un gros à prendre matin
& soir , & par dessus , une infusion théiforme de plantes vulnéraires : la malade en prit
pendant environ un mois ou six semaines :
les évacuations périodiques se rétablirent ,
l'oppression diminua , la toux cessa , & le
calme succéda à l'orage : elle se trouva même
encore beaucoup soulagée des fleurs blanches
auxquelles elle étoit fort sujette : je la purgeai ensuite avec une médecine ordinaire , &
je la mis à l'usage du lait coupé avec une décoction de squine.

Je pourrois encore ici rapporter d'autres
Observations intéressantes sur ce sujet : je
dirai seulement , & c'est par où je finis ,
qu'une pauvre fille de Nancy , âgée d'environ quarante ans , phthisique & hétique
déclarée , abandonnée de tous les Médecins , vint me consulter sur son état : je lui
prescrivis l'opiate becchique de Marquet ,
elle s'en est très-bien trouvée , & si elle n'est
pas actuellement entierement guérie de cette
maladie , du moins les symptômes en sont
plus supportables : il y a près de 9 ou
10 ans qu'elle commença de se ressentir de
la phthisie.

N o u s avons encore quelques remedes qu'on donne comme spécifiques dans la phthisie pulmonaire, telle que la conserve de roses, on prétend qu'un long usage de ce remede guérit la pulmonie : on donne aussi pour un remede très-efficace dans cette maladie, un électuaire fait avec les racines fraîches de chardon à bonnetier, qu'on pile bien & qu'on réduit en une espece de pâte liquide, dont le malade prendra un gros matin & soir. Quant aux autres remedes usités pour cette maladie, consultez nos *Médecines rurales, bourgeoises & royales :* notre *Manuel médical & usuel des plantes :* & nos *Secrets développés de la nature & de l'art.* La plupart de ces Ouvrages sont actuellement sous presse, n'y ayant encore d'imprimé que notre *Médecine rurale*, qui se vend chez Lacombe, rue Christine.

On prétend que le concombre est encore un fort bon remede pour la pulmonie : Messieurs Muzel & Bonneken s'en sont servis avec succès dans ce cas. Nous allons rapporter ici deux de leurs observations, comme très-intéressantes.

OBSERVATION

OBSERVATION DE M. MUZEL.

UN Gentil-homme de 21 ans , dit M. Muzel , fut tout-à-coup attaqué d'une hémophthisie , fans avoir auparavant reffenti la moindre incommodité : il crachoit le fang en quantité , avec une toux violente , le pouls étoit plein , dur & fréquent , il avoit la poitrine comprimée , & toutes les marques d'une difpofition à la phthifie ; & quoiqu'on l'eut déja faigné , l'oppreffion étoit encore fi grande , qu'elle lui ôtoit prefque entierement la refpiration. M. Muzel ordonna une feconde faignée copieufe , avec des potions tempérantes ; mais tout cela ne calma point les fymptômes ; il fallut recourir aux faignées , & dompter la trop grande fermentation du fang par l'ufage des anodins , de façon que le malade ne pouvoit gueres fe paffer trois jours d'une faignée , dont le nombre monta jufqu'à trente-trois dans l'efpace de trois mois ; l'expectoration fut foutenue par des tifannes pectorales ; mais comme elle étoit de mauvaife qualité , & qu'une fievre lente étoit furvenue , il ne fut pas difficile de reconnoître une phthifie pulmonaire bien formée. Le malade commença à fe dégouter des remédes , ce qui embarraffa beaucoup le Médecin ; il trouva pourtant

F

une reſſource dans les concombres , dont le ſuc aqueux & rafraîchiſſant , promettoit beaucoup , ſoit en corrigeant la putréfaction de la matiere purulente repompée dans le ſang , ſoit en diminuant la chaleur fiévreuſe ; au moyen de quoi , l'ulcere pourroit ſe cicatriſer ſans même employer les remedes balſamiques , puiſqu'un ſang de bonne qualité eſt le meilleur baume pour ces ſortes d'ulceres : il en propoſa donc l'uſage ; il lui permit d'en manger tant qu'il voudroit , après néanmoins qu'ils auroient été pelés : en effet , à peine en eut-il mangé pendant quatre jours , qu'on s'apperçut d'un changement conſidérable : après un long uſage , il pouvoit reſpirer , appeller , crier , &c. ſans aucune incommodité , & n'avoit plus beſoin de ſe faire ſaigner que cinq ou ſix fois par an.

OBSERVATION DE M. BŒNNECKEN.

UN Soldat âgé de 30 ans , d'un tempéramment bilieux , fut attaqué d'une exulcération des poumons : ſes crachats étoient abondans , & il rejettoit par jour une pinte d'une matiere mauvaiſe. Il étoit ſur le bord de ſa foſſe , lorſque M. Bœnnecken lui propoſa le jus de concombres : le malade fut enchanté de cette propoſition , il mangea

tous les jours des concombres pelés , sans
aucune préparation : la chaleur fébrile tomba un peu au bout de quelques jours ; la
toux & les crachats purulens diminuerent ,
& il est constant que la continuation de ce
fruit aqueux l'auroit bientôt entierement
guéri , s'il ne s'en fut dégouté ; il fallut
donc suppléer à cet excellent remede , par un
opiate composé de miel , de la poudre de
lierre terrestre , & d'ortie morte : ce qui
acheva sa guérison en peu de semaines. Les
citrouilles & potirons peuvent devenir , par
la même raison que les concombres , un excellent aliment pour les Pulmoniques.

Une Demoiselle de distinction , de Nancy ,
assure s'être guérie de la pulmonie dont elle
avoit été attaquée , en avalant tous les jours ,
le matin à jeun , un œuf frais sortant de la
poule , sans être cuit , & en suivant cependant
un régime convenable en pareil cas.

NOUVELLE MÉTHODE

DE GUÉRIR LA PHTHISIE.

MALGRÉ les Obfervations curieufes &
intéreffantes que nous venons de rapporter
fur la guérifon de la pulmonie, par le moyen
de l'opiate becchique de M. Marquet, cependant le peu de fuccès que nous en avons
expérimenté en certains fujets dont la maladie plus opiniâtre réfiftoit même à ce reméde, nous a fait recourir à un moyen encore
plus efficace, comme on peut le voir dans
nos *Lettres périodiques fur les végétaux*, qui fe
vendent chez *Durand.* Ce moyen confifte
dans une-fumigation humide & végétale.
Nous allons détailler ici comment fe pratique cette fumigation, & c'eft par où nous
finirons ce Traité. Quant aux guérifons qui
ont été faites par cette méthode, on peut
confulter nos Lettres 3 & 9, elles ferviront
en quelque façon de guides aux malades qui
feront obligés d'y avoir recours.

On a une machine de fer-blanc; elle eft
conftruite en forme de cône. *Voyez* la *Pl. I.*
Son diametre inférieur eft de fix pouces,
& fa longueur d'un pied; fon ouverture a
deux pouces de diametre, & elle eft munie
d'une embouchure fémi-lunaire, en forme de

porte-voix. Au haut de cette machine eſt emboîté artiſtement un tube d'ivoire de la longueur de ſix pouces, dont l'ouverture inférieure eſt préciſément la largeur du haut du cône, & l'ouverture ſupérieure a un pouce ; cet ajoutoir a un couvercle, auſſi d'ivoire ; la machine eſt accompagnée de deux anſes courbes, pour pouvoir la tenir aiſément à la main.

Voici actuellement l'uſage de la machine. On met dans une caffetiere bien couverte, environ une pinte d'eau ; on y fait bouillir de la racine de pétaſite, d'énula campana, de regliſſe, de guimauve & du lichen de chêne, de chacun un gros. Pendant le tems de l'ébullition, on met dans la machine des feuilles de pulmonaire, de ſcabieuſe, de véronique, d'aigremoine, de bouillon-blanc, de guimauve, de mauve, de per-venche, de lierre terreſtre & d'éryſimum, de chacun un quart de poignée ; des fleurs de primeverre, de marguerite, de pas-d'â-ne, de bouillon-blanc, de mauve, de pied-de-chat, de marrube blanc & de matricaire, de chacune une pincée ; on jette enſuite par-deſſus les herbes & fleurs, la décoction bouillante des racines, enſemble avec les racines : après quoi on ajoute un demi-ſcru-pule de baume de la Meque, & autant d'eſſence dethérébentine.

On fait appliquer les lèvres du malade à l'embouchure de l'ajoutoir d'ivoire, pour

respirer la fumée de cette décoction , ayant
soin de lui faire boucher , pendant cet in-
tervalle de tems , le nez , afin qu'il ne puisse respirer que l'air impregné des particules
balsamiques , mucilagineuses & adoucissantes de la décoction & infusion de la machine.

Quand la chaleur de cette décoction com-
mence à se passer , & par conséquent la
fumée se diminuer , on ôte l'ajoutoir , & le
malade respire par la large embouchure ;
cette opération doit durer au-moins chaque
fois une demi-heure , & il la faut réitérer
toutes les trois ou quatre heures : on fait
prendre en même-tems au malade l'opiate
becchique de M. Marquet, & on lui ordonne,
pendant le jour , de bons bouillons de veau
& des alimens nourrissans , sans être cependant trop échauffans.

De tous les remédes qu'on a prescrit jusqu'à présent , la fumigation est le plus assuré ; ce remede agit immédiatement sur la
partie affectée ; la fumée chargée de particules balsamiques , & mêlée avec l'air que
respire le malade , est un baume propre à
cicatriser les ulceres des poumons, & à con-
solider & déterger les plaies.

En feuilletant les *Journaux économiques* ,
j'ai découvert depuis peu une machine à-
peu-près pareille à la mienne , qu'un Pro-
fesseur de Mathématique a fait construire
en Hollande , pour guérir la toux.

OBSERVATION DE M. MUZEL.

JE fus appellé, dit M. Muzel, auprès d'un malade qui étoit attaqué d'une vomique à la fuite d'une péripneumonie vraie. Je fus au fait de cette maladie, au moment même que je vis mon malade, tant les fymptômes en étoient caractériftiques. L'indication qu'il y avoit donc à remplir, étoit de faire percer cette vomique, & de déterminer le cours de la matiere purulente vers la partie fupérieure, c'eft-à-dire, vers le canal qui conduit à la bouche. Pour faire percer cette vomique ou veffie, il falloit des expectorans, des émolliens & des relâchans : auffi ai-je preferit à mon malade des décoctions pectorales & émollientes; je les lui faifois prendre auffi chaudes qu'il le pouvoit : cette chaleur n'étoit pas pour lors moins efficace, pour amollir les parois de la vomique, que les vertus mêmes des médicamens : J'obtins de ces remédes l'effet que j'en attendois, la vomique perça, & au moyen de l'oximel fcillitique que je fis prendre à mon malade, il rendit par la bouche la matiere purulente qui y étoit contenue, & même en grande quantité; l'odeur de cette matiere étoit fi fétide, qu'à peine le malade & moi pouvions-nous la fupporter; mais mon malade ne fut pas guéri pour cela : il ne pouvoit prendre aucune nourriture, il se plaignoit à tout moment d'une puanteur à la bouche : il avoit une fievre lente qui ne le quittoit point, & à tout moment il ressentoit des sueurs colliquatives, il étoit comme réduit à la derniere extrémité. Dans ces circonstances embarrassantes, j'eus recours à un expédient, dont par la suite j'eus tout lieu d'être content : je lui fis respirer, par le moyen d'une espece d'éolipide, la fumée d'une décoction pectorale, à laquelle j'avois fait ajouter de la thérébentine ; je lui feisois faire cette opération quatre fois par jour, au moins une demi-heure chaque fois ; dès le second jour qu'il respira cet air vaporeux & pectoral, la putridité de sa bouche se dissipa, le pus qu'il crachoit changea de couleur & devint louable, son appétit ne fut pas long-tems à se rétablir : enfin, au bout de six semaines, sa toux cessa, & il fut parfaitement guéri.

OBSERVATION DE M. BŒNNECKEN.

UN particulier, âgé d'environ vingt-cinq à trente ans, d'un tempérament sanguin & bilieux, d'une constitution assez délicate, enclin à la colère, débauché & grand buveur, faisant souvent de violens exercices, tomba malade en 1757, d'une grande fluxion de poitrine : sa fiévre étoit forte, les douleurs, dans son côté droit étoient vives, sa respiration difficile & accompagnée d'une toux seche (il étoit déja attaqué depuis deux ans de ces deux derniers symptômes). J'employai, dit M. Bœnnecken, pour la cure de cette maladie, les remedes convenables ; mais elle ne disparut que pour laisser le champ à une autre, qui pour être très-longue, n'en étoit pas moins dangereuse. Il commença dès-lors à cracher en quantité une matiere épaisse & purulente, d'un jaune verdâtre, très-fœtide, & qui, en peu de tems ne contribua pas peu à l'affoiblir. Son pouls devint petit & fréquent ; l'appétit, le sommeil, se perdirent ; la chaleur augmenta, les sueurs nocturnes se mirent de la partie : en un mot, tous les signes d'une fievre hétique, occasionnée par une exulcération des poumons, se manifesterent : le malade étoit dans un état désespéré, rien n'étoit capable d'adoucir sa toux, ni de diminuer ses crachats : il risquoit à chaque instant d'être suffoqué. M. Bœnnecken voyant son malade dans cet état, eut recours à la méthode de M. Muzel ; il lui fit respirer, par le moyen d'une machine faite exprès, de quatre heures en quatre heures, un air imprégné des particules balsamiques & adoucissantes qui s'en exhaloient. Il observa un régime convenable, par un usage réitéré de cette sumigation, la toux du malade cessa, ses crachats purulens diminuerent, la fievre le quitta, & il recouvra une santé parfaite.

TROISIEME OBSERVATION.

APRÈS avoir rapporté les Observations de Messieurs Muzel & Bœnnecken, je passe à celle que j'ai faite moi-même sur cette maladie.

Un jeune homme âgé de vingt-cinq ans, d'un tempérament sanguin, ayant le visage d'un rouge fouetté, vint me consulter. Il crachoit souvent du sang, & continuellement du pus; il toussoit beaucoup, ne reposoit presque jamais, avoit une grande difficulté de respirer, étoit rongé par une fievre lente qui ne lui discontinuoit point, & accablé de lassitudes & de grandes douleurs dans la région des poumons, c'est-à-dire dans le dos & entre les épaules; cette maladie avoit commencé per un rhume négligé: on lui avoit fait prendre tous les remedes indiqués dans pareil cas, sans aucun changement dans son état; je lui en indiquai encore sans être plus heureux: j'en vins pour lors à la fumigation humide & végétale, telle que je l'ai annoncée plus haut, & je lui fis prendre en même tems l'opiate antiphthisique de M. Marquet: ces remedes pro-

duifirent dans le malade des effets merveilleux, en peu de tems la toux diminua, les
crachemens purulens cefferent, la fievre le
quitta, & il recouvra la fanté parfaite.

Comme l'article du Journal concernant
cette découverte, eft très-intéreffant, &
qu'il confirme ce que j'ai déja dit dans mes
Lettres troifieme & neuvieme fur la fumigation végétale, j'ai penfé que la lecture en
feroit plaifir à la fuite d'un Traité fur la
pulmonie : c'eft pourquoi je l'ai tranfcris ici
mot à mot.

EXTRAIT DU JOURNAL

ŒCONOMIQUE.

Du mois de Janvier 1754.

JE vous envoie, Monfieur, le deffin
d'une machine propre pour guérir les toux
& autres maladies des poumons. On prétend qu'un Maître de Mathématique & de
Philofophie de cette ville (c'étoit une ville
de Hollande), en eft l'inventeur. Elle eft
faite d'étain, & tient environ une quarte
d'eau, *A* en eft le corps (*Voyez Pl. II.*),
B, la poignée ; *C*, un tuyau ouvert par
les deux bouts, auprès du fond ; *D*, le
couvercle ; *E E*, deux anneaux pour l'ôter
plus aifément, & *F*, un tuyau ouvert par

les deux bouts. Lorsque vous voulez vous
en servir, mettez-y du romarin, ou de
quelque herbe pectorale, & versez de l'eau
bouillante par-dessus, jusqu'à ce que la
machine soit à moitié pleine ; ensuite bou-
chez les deux tuyaux avec du liege, &
quand l'infusion a resté assez long-tems pour
n'être plus qu'au degré de la chaleur du
sang, mettez votre bouche au sommet du
tuyau *F*, tirez votre respiration, & sans
ôter la bouche de dessus le tuyau, respirez
par le nez : continuez cette opération pendant cinq, dix, ou quinze minutes ; les
particules les plus volatiles des drogues que
l'on y mettra, seront attirées dans les poumons : car les Anatomistes & les Médecins
conviennent qu'il n'y a que la partie volatile
qui soit capable de se mêler avec l'air, & qui
puisse être reçue dans les poumons sans causer
de la douleur ; mais quoique j'aie cité le romarin, c'est au Médecin à déterminer les drogues dont il juge à propos qu'on se serve.

On peut tirer plusieurs avantages de cette
machine : ceux qui ont le malheur d'avoir
l'haleine forte, peuvent, en se servant comme nous le disons, de quelques herbes aro-
matiques, la rendre douce pendant un tems
considérable. Cette méthode peut aussi être
bonne contre l'infection, en s'en servant tous
les matins au lieu de fumer & de macher du
tabac, que bien des gens n'aiment pas, sur-
tout si la contagion se gagne par le moyen

des animalcules, comme c'est l'opinion généralement reçue : car en tirant sa respiration à travers l'eau chaude ainsi imprégnée, les animalcules peuvent être détruits avant que d'arriver aux poumons ; & comme on conseille souvent l'usage de la rhue, de l'absynthe & autres herbes ameres, comme un remede contre l'infection, je les croirois bien plus souveraines, si on s'en servoit avec cette machine, que de toute autre maniere : probablement il seroit utile aussi aux Mineurs & autres ouvriers, que leur métier expose souvent à respirer le mauvais air, d'avoir avec eux, dans la mine, une de ces machines, qui étant d'abord à moitié remplie de vinaigre chaud, pourroit servir à perfectionner la machine de M. Halles, qui a enrichi le public de tant d'inventions utiles : car alors on se la procurera plus commodément, avec moins de dépense, & on la rendroit plus portative.

Des personnes qui ont essayé cette machine, m'ont assuré que dans le cas d'une toux qui incommode pendant la nuit, on peu compter, en s'en servant le soir, de se sentir fort soulagé, du moins pour cette nuit ; & que dans le commencement d'un rhume, lorsque la salive & les phlegmes sont encore clairs, en se servant de cette machine, le plus chaud qu'on peut la souffrir, elle rend aussitôt la salive épaisse, au point de pouvoir être facilement expectorée : il

faut avoir foin que le couvercle foit le plus
jufte que l'on pourra. Si on s'en fervoit
quand l'eau eft trop chaude , elle pourroit
caufer quelques douleurs dans l'eftomac : on
ne doit pas fe fervir plus de deux ou trois
fois des mêmes herbes & de la même eau ,
parce que alors on en a attiré les particules
les plus volatiles. Il faut fur-tout que cette
liqueur foit chaude quand on s'en fert :
pour cet effet , il faut boucher les deux
tuyaux , & la mettre fur le feu. Les curieux
pourront y trouver plufieurs autres avantages ; mais j'apprends que cette machine a
été approuvée par plufieurs Médecins , Chi-
rurgiens & Apothicaires de notre voifinage.

M. Lewenhoeck avoit imaginé un moyen
de faire paffer dans les poumons , les particules balfamiques du baume. Voici qu'elles
étoient fes raifons.

1°. Il eft impoffible de trouver aucun vé-
hicule qui faffe paffer réellement les baumes
dans les poumons , apres qu'ils ont été re-
çus dans l'eftomac.

2°. Il n'y a point d'onguent appliqué extérieurement fur la poitrine & fur l'eftomac,
qui puiffe atteindre aux poumons : l'odeur
d'onguent qui fe fait fentir aprés cette opération , quand le malade refpire , ne vient
point des canaux des poumons , mais de la
poitrine le long du col : rien de ce qui eft
dans l'eftomac ou dans les entrailles , ne peut
être porté aux poumons , fans avoir paffé

d'abord par le cœur; à plus forte raison les onguens appliqués extérieurement.

3°. M. Lewenhoeck a mis dans un morceau de toile fine, une petite quantité de cinnamome fort & bien broyé, & l'ayant lié, il le mit dans un tuyau de verre, puis appuyant sa bouche à l'extrêmité du tube, & tirant sa respiration, il s'apperçut que les particules invisibles du cinamome descendoient dans ses poumons : ce qui prouve suffisamment que la méthode proposée peut transmettre efficacement à la partie affectée les corpuscules balsamiques & médicinaux. Il ajoute qu'il n'y a point de parties du corps humain qui soit exposée à tant de maladies que les poumons, puisqu'il ne faut pour cela que passer dans un air froid, ce qui engendre les phlegmes, irrite les poumons, & excite la toux : le froid coagule aisément les globules du sang qui se trouvent dans les vaisseaux délicats des poumons. C'est un fait prouvé par bien des expériences anatomiques, particulierement sur les moutons, d'après les découvertes qu'il a faites dans une suite de ses expériences, il a conclu que toutes les maladies des poumons auxquelles les moutons sont sujets, sont occasionné parce qu'ils respirent un air froid, & il a été confirmée dans ces idées par les réponses que les Bouchers ont faites aux questions qu'il leur proposoit, dans le dessein d'aider & d'éclaircir sa théorie, en la comparant avec leurs observations & leurs expériences.

Voici donc ce que M. Lewenhoeck avoit imaginé, & la description qu'il en donna : Prenez, dit-il, une piece d'argent, de la grandeur d'un schelling, faites-y un petit trou, & le remplissez d'un baume propre pour les poumons d'un homme attaqué d'une difficulté de respirer : le meilleur est le baume du Perou : que le malade la mette sur sa langue, & que bouchant ses narines, il attire l'air dans ses poumons par la bouche, l'esprit, ou les parties subtiles du baume, s'exhaleront & descendront dans ses poumons.

La machine dont nous avons parlé est capable, comme on le peut voir, de produire le même effet, puisqu'elle est fondée sur les mêmes principes ; mais on se flatte qu'au premier coup d'œil, chacun sentira l'avantage infini qu'elle a sur l'invention de M. Lewenhoeck ; aussi ne fait-on aucun doute que tous ceux qui en feront usage, ne s'en trouvent bien, & ne rencontrent sur le champ beaucoup de soulagement à leurs maux.

F I N.

A P P R O B A T I O N.

J'Ai lû par ordre de Monseigneur le Chancelier, un Manuscrit qui a pour titre : *Traité de la Phthisie pulmonaire, par M Buchoz*, dans lequel je n'ai rien trouvé qui puisse en empêcher l'impression. A Paris, ce 16 Février 1769.　　　　　　　MISSA

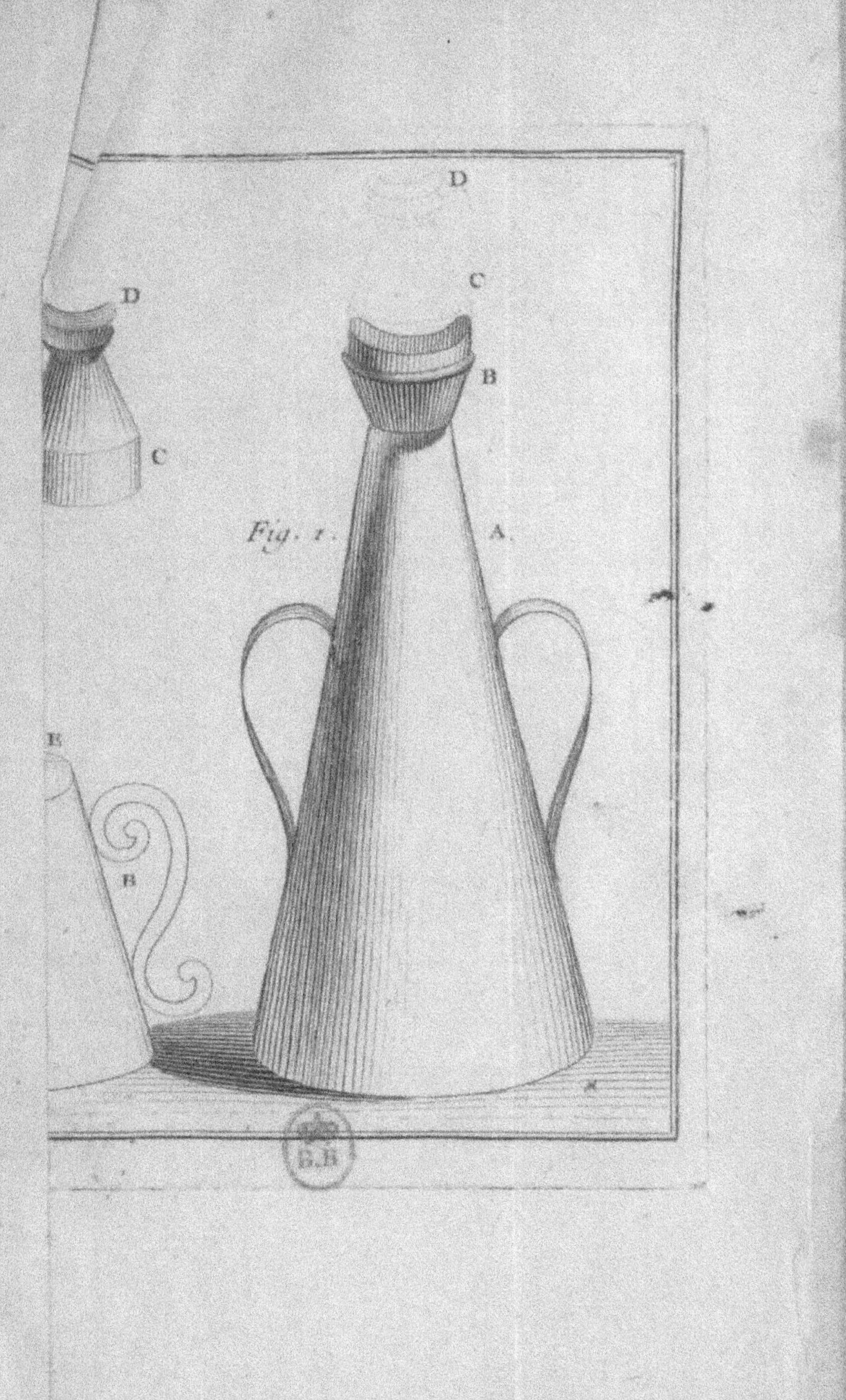

D
D
C
B
A
Fig. 1.
E
B

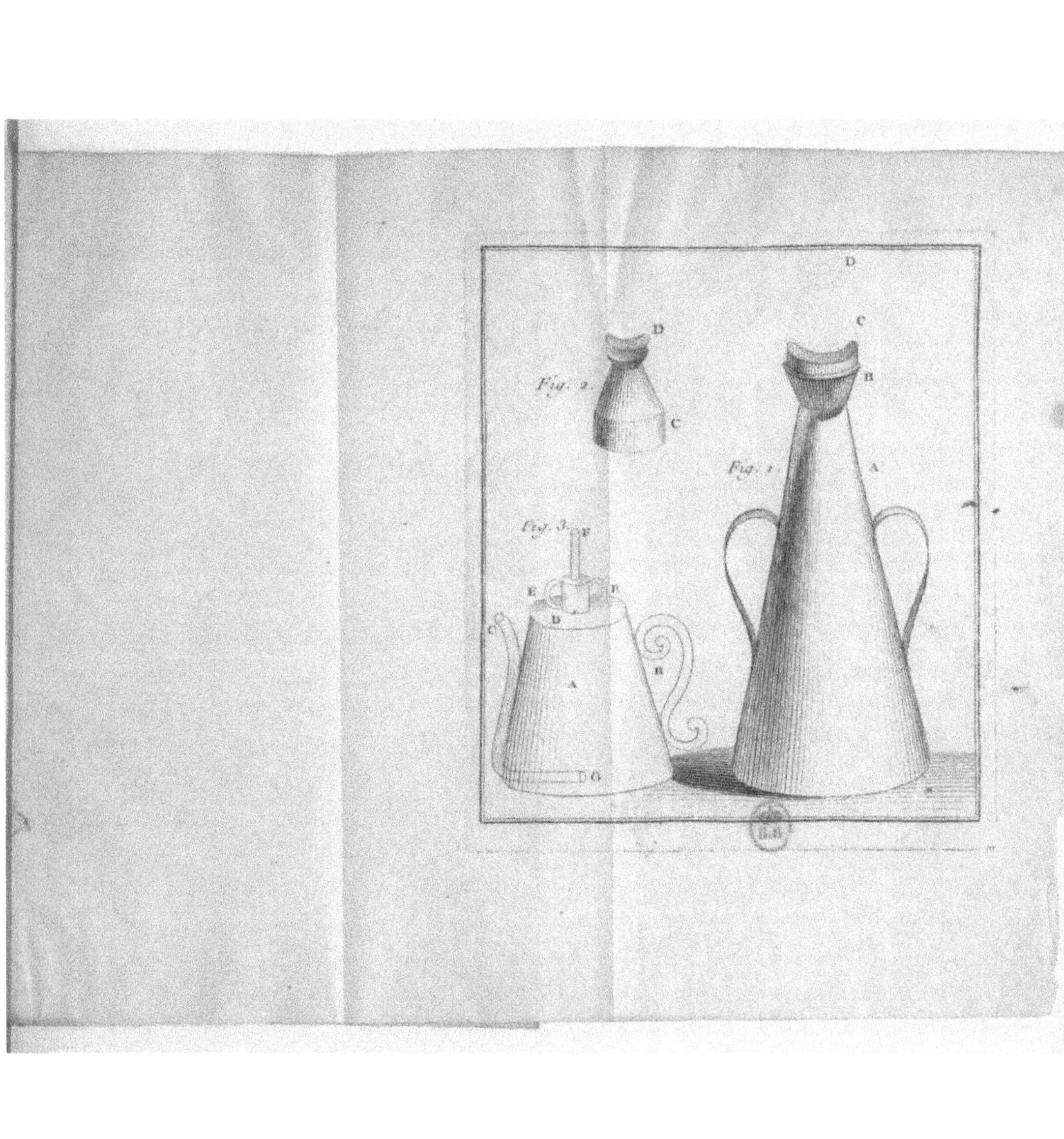
Fig. 2.
D
C
Fig. 3.
E F
D
C
A
B
G
Fig. 1.
D
C
B
A